SANTÉ REPRODUCTIVE ET DROITS DES FEMMES AU MAROC

Karim Zaouaq

SANTÉ REPRODUCTIVE ET DROITS DES FEMMES AU MAROC

L'Harmattan

DU MÊME AUTEUR

- *La bioéthique et la protection des droits humains : entre droit international et droit comparé – Tome I*, Paris, Éditions Édilivre, 2020, 492 pages.

- *La bioéthique et la protection des droits humains : entre droit international et droit comparé – Tome II*, Paris, Éditions Édilivre, 2020, 418 pages.

- *L'essentiel de la diplomatie parlementaire,* Paris, Éditions Spinelle, 2021, 186 pages.

5-7, rue de l'École-Polytechnique – 75005 Paris
www.editions-harmattan.fr
ISBN : 978-2-14-049967-8
EAN : 9782140499678

SIGLES ET ABBRÉVIATIONS

AMLAC :Association marocaine de lutte contre l'avortement clandestin
AMPF : Association marocaine de planification familiale
CDE : Convention des droits de l'enfant
CEDAW : Convention sur l'élimination de toutes les formes de discrimination à l'égard des femmes
CHU : Centre hospitalier universitaire
CIPD : Conférence internationale sur la population et le développement
CNDH : Conseil National des Droits de l'Homme
CPN : Consultation prénatale
CSMA : Centre de santé avec module d'accouchement
DAO : Dar Al Oumouma
DIU : Dispositif intra utérin
ENPSF :Enquête nationale sur la population et la santé familiale
ESSB : Établissements de soins de santé primaires
IDG : Indice de développement de genre
IDH : Indice de développement humain
INDH : Initiative nationale de développement humain
IVG : Interruption volontaire de grossesse
MST : Maladies sexuellement transmissibles
ODD : Objectifs de développement durable
OMD : Objectifs du millénaire pour le développement
OMS : Organisation mondiale de la santé
PNUD : Programme des Nations Unies pour le développement
RAMED :Régime d'assistance médical

SOMMAIRE

SOMMAIRE

Introduction

L'intérêt porté aux droits des femmes en matière de santé reproductive, ou ce qui est convenu d'appeler les droits reproductifs des femmes ne date pas d'aujourd'hui, puisque cette catégorie de droits a émergé au-devant de la scène internationale avec le programme d'action du Caire de 1994 qui a mis l'accent sur le principe de l'égalité des droits des femmes et des hommes à disposer de leur corps et à choisir librement leur nombre d'enfants, lequel a été érigé depuis en « un objectif en soi et non seulement comme un moyen de faire baisser la fécondité »[1]. Cet objectif a été peu ou prou réaffirmé par les objectifs du millénaire pour le développement (OMD) puis par les objectifs de développement durable (ODD), lesquels se sont focalisés plus sur la santé de la mère et de l'enfant. Cependant, tant les objectifs tracés par la Conférence du Caire que ceux des ODD en matière d'accès à la santé reproductive et de respect des droits reproductifs des femmes peinent plus ou moins à se réaliser dans de nombreux pays.

Au Maroc, l'intérêt consacré aux femmes et à leur rôle dans la société s'est accru considérablement depuis qu'un collectif féministe avait présenté, à la fin du règne précédent en 1998, un plan d'action pour l'intégration des femmes au développement «comprenant environ deux cents mesures visant une amélioration de la condition de la femme au Maroc

[1] Bénédicte Gastineau, Agnès Adjamagbo, « Les droits individuels face aux politiques de population, Regard sur trois pays africains : Bénin, Madagascar, Maroc », *Autrepart*, N°70, 2014/2, p. 125.

(éducation, santé, droits civils…) qui, soutenu par le gouvernement du premier ministre socialiste Abderrahmane Youssoufi, n'avait pu aboutir en raison d'une très forte opposition conservatrice animée par des éléments islamistes »[1].

Depuis lors, plusieurs réformes ont été mises en œuvre en faveur des femmes, dont les plus importantes furent la mise en application en 2004 de la nouvelle moudawana régissant leur statut personnel, ainsi que la révision en 2007 de la loi sur la nationalité[2] qui a permis aux enfants issus de femmes marocaines d'obtenir la nationalité de leur mère.

Dans le domaine de la santé[3], le Maroc n'a pu concrétiser les engagements qu'il avait pris en vertu des différents instruments internationaux des droits de l'homme (Déclaration Universelle des Droits de l'Homme du 16 Décembre 1948 (Art. 25), Pacte International relatif aux droits civils et politiques du 16 Décembre 1966 (Art. 12), Convention sur l'élimination de toutes les formes de discrimination à l'égard des

---

[1] Khadija Mohsen-Finan, *L'évolution du statut de la femme dans les pays du Maghreb*, Note de l'IFRI, programme Maghreb, juin 2008, p. 8-10. Cité in : Jean Florence, « Le statut de la femme marocaine dans la "réforme constitutionnelle globale" », *Revue marocaine d'administration locale et de développement*, 2013, pp. 161-168.

[2] Dahir n° 1-07-80 du 3 rabii I 1428 (23 mars 2007) portant promulgation de la loi n° 62-06 modifiant et complétant le dahir n° 1-58-250 du 21 safar 1378 (6 septembre 1958) portant code de la nationalité marocaine.

[3] Définie par l'OMS comme étant « un état de complet bien-être physique, mental et social, et qui ne consiste pas seulement en une absence de maladie ou d'infirmité ». Voir <http://www.who.int/topics/reproductive_health/fr/>.

femmes de 1979 (Art. 12)...) en faveur d'un droit d'accès à la santé, particulièrement en matière de santé reproductive[1].

Dans ce sillage, la santé reproductive handicape davantage le Maroc dans son classement international en matière de développement humain, établi par le Programme des Nations Unies pour le développement (PNUD), bien que l'intérêt de ce classement qui prend en compte dans sa variable de santé les deux principaux indicateurs que sont l'espérance de vie et le taux de mortalité infantile et maternelle, ait suscité des

---

[1] Selon l'OMS, la santé reproductive s'intéresse « aux mécanismes de la procréation et au fonctionnement de l'appareil reproducteur à tous les stades de la vie, tout en impliquant également la possibilité d'avoir une sexualité responsable, satisfaisante et sûre ainsi que la liberté pour les personnes de choisir d'avoir des enfants si elles le souhaitent et quand elles le désirent ». Voir : *Ibid.*

Pour sa part, le Programme d'Action de la Conférence internationale sur la population et le développement (CIPD) de 1994 définit la santé reproductive comme étant « un état de bien-être total, tant physique que mental et social, pour tout ce qui concerne le système reproductif. Elle implique tant la capacité de décider du nombre d'enfants et de l'espacement des naissances, que l'accès aux soins médicaux nécessaires à la santé de la reproduction, à savoir : les services de planification familiale ; les soins prénataux, postnataux et en couches ; les soins néonataux et infantiles ; le traitement des infections de l'appareil reproducteur et des maladies sexuellement transmissibles (MST) ; des services d'avortement sûrs et la gestion des complications liées à l'avortement ; la prévention et le traitement approprié de la fertilité (...). Voir : UNFPA, UNIFEM, *Budgétisation Sensible au Genre et Droits des femmes en matière de Reproduction : un Guide de Ressources*, Rapport, New York, 2006, p. 23. ISBN: 1 93 28 27 61 7.

critiques tenant à « sa méthode agrégeant sous la forme d'un indicateur unique des éléments si hétérogènes (richesse monétaire, santé et éducation). Cela pose le problème de voir qu'un pays présentant un PIB par habitant élevé mais n'investissant que peu dans l'éducation et la santé, ait un indice de développement humain affaibli »[1].

Conscient de cette réalité, le Maroc s'est engagé entre 1990 et 2015 à réaliser les Objectifs Millénaires pour le développement qu'avait fixés l'Organisation des Nations Unies (ONU) et qui comprennent entre autres, l'objectif d'améliorer la santé maternelle en réduisant de trois quarts le taux de mortalité maternelle, tout en rendant l'accès à la médecine procréative universel.

Les progrès réalisés par le Maroc durant cette période ont été significatifs mais insuffisants par rapport à ses engagements à l'occasion du lancement en 1990 des OMD. Ainsi, le pays a fait reculer, durant la période de 1990 à 2015, son taux de mortalité maternelle de 317 à 121 pour 100.000 naissances, soit 61%[2] (moins que la valeur cible de 83 envisagée dans

---

[1] Michaël Goujon, « L'indice de développement humain : une évaluation rétrospective pour La Réunion (1985-2005) », *Document de travail de la série Études et Documents*, CERDI, CNRS-Université d'Auvergne, Janvier 2009, p. 5. Disponible en ligne sur <https://halshs.archives-ouvertes.fr/halshs-00554332/document> (dernière consultation le 05/07/2022).

[2] World Health Organization, *Trends in maternal mortality : 1990 to 2015 : estimates by WHO, UNICEF, UNFPA, World Bank Group and the United Nations Population Division*, 2015, Genève, p. 74. Disponible en ligne

le cadre des OMD), alors qu'entre 1987 et 2011, le pays a fait passer sa proportion des accouchements assistés par un personnel qualifié de 31 à 73%, sa proportion des femmes ayant fait au moins une consultation prénatale de 33 à 77%[1]. De même, le Maroc a fait progresser d'un côté la proportion des femmes ayant fait au moins une consultation post-natale de 6,6% entre 1999 et 2003 à 22% en 2011. Le taux d'utilisation de la contraception par les femmes mariées âgées de 15 à 49 ans est passé de 42% en 1992 à 67% en 2011[2].

Fort de ses acquis, le Maroc a rehaussé, au terme des OMD en 2015, ses ambitions en adhérant aux nouveaux objectifs mondiaux que sont les Objectifs de Développement Durable (ODD), en vertu desquels il s'est engagé à l'horizon 2030, à faire passer le taux de mortalité maternelle au-dessous de 70 pour 100.000 naissances vivantes, à ramener la mortalité néonatale à 12 pour 1.000 naissances vivantes au plus et à assurer l'accès de tous à des services de soins de santé sexuelle et procréative, y compris à des fins de planification familiale, d'information et d'éducation.

Grâce à « l'amélioration des indicateurs de visites prénatales, d'accouchement assistés et de soins postnatals, par les actions entreprises pour le renforcement de l'exonération du paiement pour les

---

sur <http://apps.who.int/iris/bitstream/10665/194254/1/9789241565141_eng.pdf> (dernière consultation le 05/07/2022).

[1] Haut-Commissariat au Plan, *Le Maroc entre Objectifs du Millénaire pour le Développement et Objectifs de Développement Durable. Les acquis et les défis*, Rapport national 2015, Août 2015, Rabat, p. 57.

[2] *Ibid.*, p. 64.

soins relatifs aux accouchements imprévus et des nouveaux nés »[1], ainsi que « l'adoption de filières régionales pour la prise en charge des cas de grossesse à haut risque »[2], le Royaume est à deux pas aujourd'hui d'atteindre l'objectif escompté par les OMD en matière de mortalité maternelle[3], en enregistrant un taux de 72,6 pour 100.000 naissances en 2018, quoique partiellement en tenant compte du fait que ce taux reste élevé dans le milieu rural avec 111 décès pour 100.000 naissances, contrairement au milieu urbain où ce taux dépasse bien les espérances, en se situant à 45 décès pour 100.000 naissances. Cet élan prometteur se dégage aussi de la performance réalisée en termes de mortalité néo-natale ou infanto-juvénile (moins de cinq ans), dont le taux s'est établi en 2018 à 22,16 pour 1.000 naissances vivantes[4] (18,81‰ en milieu urbain et 25,99‰ en milieu rural)[5], ce qui rapproche bien le Royaume de la réalisation de l'objectif tracé en la

---

[1] Ministère de l'économie et des finances/DEPF, *Tableau de bord social*, Rabat, juillet 2019, p. 13.

[2] *Ibid.*

[3] Le taux de mortalité maternelle représente le nombre de femmes décédées pour 100.000 naissances vivantes, suite à une grossesse ou au cours des 42 jours qui suivent l'accouchement, à cause des complications survenues lors de la grossesse ou de l'accouchement. Voir : Haut-Commissariat au Plan (HCP), *La femme marocaine en chiffres : 20 ans de progrès*, 2021, p. 38.

[4] En 2016, les taux de mortalité des enfants moins de 5 ans se sont établis à 7,6 pour 1.000 naissances vivantes en Bulgarie, 8,3 en Turquie, 13,6 en Tunisie et 22,8 en Égypte contre 27,1 pour 1.000 naissances vivantes au Maroc. Voir : Ministère de l'économie et des finances/DEPF, *Tableau de bord social*, *op. cit.*, p. 14.

[5] Ministère de l'économie et des finances/DEPF, *ibid.*, p. 13.

matière par les OMD de 2015, à savoir 12 pour 1.000 naissances vivantes.

Cependant, la réalisation complète des engagements ODD se heurte comme avec les précédents OMD au « caractère très ambitieux et idyllique des objectifs face à des résultats mitigés et des inégalités qui se creusent »[1] ainsi qu'à « la distorsion des priorités, le manque de participation au processus des bailleurs de fonds et le manque d'engagements de la part des pays riches »[2]. Elle butte aussi en matière de santé reproductive sur des limites inhérentes à l'offre des soins que l'État et les acteurs de la santé procurent à la population.

Il y a lieu aussi de se demander si les femmes marocaines pâtissent, dans leur accès aux soins de santé reproductive, du facteur d'inaccessibilité physique et spatiale, de la pénurie du personnel soignant, de la faiblesse de leur formation et de leur répartition inéquitable sur le territoire ? et si les freins socio-économiques (pauvreté, faible niveau de vie…), culturels et éducatifs (analphabétisme, faible niveau

---

[1] Brusil Metou, « Des OMD aux ODD : Le nouveau programme des Nations Unies pour éradiquer la pauvreté dans le monde », *sentinelle-droit-international.fr*, soumis le 10/03/2015. Disponible en ligne sur <http://www.sentinelle-droit-international.fr> (dernière consultation le 05/07/2022).

[2] Commission européenne, *Après 2015 : Une Action mondiale pour un avenir inclusif et durable : Chapitre 1 sur les leçons de l'expérience des OMD*, Rapport européen sur le développement, 2013, pp. 21-23. Disponible en ligne sur <https://ec.europa.eu/europeaid/sites/devco/files/red-rapport-chapitre1-2013_fr.pdf> (dernière consultation le 05/07/2022).

culturel…), résultent sur leur faible recours aux structures de soins appropriées ?.

Mais indépendamment de leur nature, les limites se présentant dans l'accès aux soins de santé reproductive au Maroc, handicapent davantage le respect des droits les plus fondamentaux des femmes, tels que consacrés par les instruments internationaux des droits de l'homme ratifiés par le Royaume, ainsi que par son arsenal juridique national, à la tête duquel se trouve la Constitution de 2011.

Ceci dit, le véritable accès des femmes aux soins de santé reproductive ne peut se réaliser sans l'intégration d'une approche des droits de l'homme, d'où l'association opportune entre la santé reproductive et les droits des femmes dans le présent ouvrage qui aborde le contexte marocain.

I- Les droits des femmes en matière de santé reproductive : Référentiel international et national

Dans le domaine de la santé reproductive, les droits dont devraient jouir les femmes sont nombreux et recouvrent aussi bien le droit à la santé, le droit de décider librement et de manière responsable du nombre et de l'espacement des naissances, le droit à la vie privée, l'égalité et la non-discrimination, le droit à la vie, la liberté et la sécurité de la personne, le droit de ne pas subir de traitements inhumains ou dégradants, et le droit de bénéficier du progrès scientifique et de ses applications.

Consacrés tant dans les textes internationaux des droits de l'homme que dans des instruments spécifiques à la santé reproductive, ces droits universels forment le référentiel international de base que le Royaume doit mettre en œuvre, conformément à l'esprit de la Constitution de 2011 qui a reconnu la suprématie des conventions internationales ratifiées par le Maroc et son attachement au respect des droits de l'homme, tels qu'ils sont universellement reconnus.

Dans ce cadre, les droits des femmes en matière de santé reproductive ont été reconnus, au même titre que les autres droits collectifs ou individuels, tant par les instruments internationaux de protection des droits de l'homme que par d'autres instruments internationaux se rapportant directement à la santé reproductive.

1- Les instruments internationaux

A côté des instruments de protection des droits de l'homme dont les dispositions touchent peu ou prou, par leur contenu, les droits des femmes en matière de santé reproductive (1-1), il existe d'autres instruments spécifiques qui ont porté sur la santé reproductive et ont abordé de façon plus explicite ces droits (1-2).

1-1- Les instruments internationaux de protection des droits de l'homme

Au niveau du droit international, divers instruments de protection des droits de l'homme comportent des dispositions dont le contenu se rapporte directement ou indirectement aux droits dont pourraient jouir les femmes dans le domaine de la santé reproductive.

Tout d'abord, certains instruments ont abordé en des termes généraux le droit à la santé, en se contentant de mettre en avant sa valeur en tant que droit humain et sans préciser les mesures que requiert sa réalisation dans des champs précis, tel celui de la santé reproductive. C'est l'exemple de la Déclaration universelle des droits de l'homme (DUDH) qui énonce le droit à la santé dans son article 25: « *toute personne a droit à un niveau de vie suffisant pour assurer sa santé, son bien-être et ceux de sa famille, notamment pour (...) les soins médicaux ainsi que pour les services sociaux nécessaires, elle a droit à la sécurité en cas de maladie* », ou bien de la Charte africaine des droits de l'homme et des peuples (CADHP) qui prévoit dans l'article 16 que : « *Toute personne a le droit de jouir du meilleur état de santé physique et mentale qu'elle soit capable d'atteindre. Les États parties à la présente Charte s'engagent à prendre les mesures nécessaires en vue de protéger la santé de leurs populations et de leur assurer l'assistance médicale en cas de maladie* ».

Contrairement à ces instruments qui ont reconnu de façon générale le droit à la santé, d'autres instruments de protection des droits de l'homme n'ont pas manqué de préciser les obligations qui incombent à l'État en termes de réalisation du droit à la santé reproductive. C'est le cas notamment du Pacte international relatif aux droits économiques, sociaux et culturels et de la Convention des Nations unies sur l'élimination de toutes les formes de discrimination à l'égard des femmes (CEDAW).

Ainsi, le Pacte international relatif aux droits économiques, sociaux et culturels qui reconnait à toute personne, dont les femmes, « le droit de jouir du meilleur état de santé physique et mentale qu'elle soit capable d'atteindre » (art. 12, par. 1), incombe aux États des devoirs pour la réalisation de ce droit en matière de santé reproductive, notamment celui d'assurer « la diminution de la mortinatalité et de la mortalité infantile, ainsi que le développement sain de l'enfant (…) » (art. 12, par. 2).

De sa part, la Convention des Nations unies sur l'élimination de toutes les formes de discrimination à l'égard des femmes, adoptée le 18 décembre 1979, a cherché à protéger les droits des femmes dans le domaine de la santé reproductive, en prévoyant plusieurs dispositions œuvrant à la réalisation de ces droits, tout en obligeant les États l'ayant ratifié à prendre les mesures nécessaires pour assurer ces droits.

En effet, cette Convention qui reconnait le droit des femmes à la protection de la santé et à la sécurité des conditions de travail, y compris la sauvegarde de la fonction de reproduction (art. 11, par. 1, al. f), oblige les États à « prendre toutes les mesures appropriées pour éliminer la discrimination à l'égard des femmes dans le domaine des soins de santé en vue de leur assurer, sur la base de l'égalité de l'homme et de la femme, les moyens d'accéder aux services médicaux, y compris ceux qui concernent la planification de la famille » (art. 12, par. 1). Ledit instrument assigne également aux États la mission de fournir aux femmes pendant la grossesse, pendant l'accouchement et après l'accouchement, des services appropriés et, au besoin, gratuits, ainsi qu'une nutrition adéquate pendant la grossesse et l'allaitement (art. 12, par. 2).

La CEDAW ne se limite pas à la reconnaissance des droits précités, mais elle consacre également le droit de décider librement et de manière responsable du nombre et de l'espacement des naissances, en soulignant dans son art. 16, par. 1, que « les États parties (…) assurent, sur la base de l'égalité de l'homme et de la femme, les mêmes droits de décider librement et en toute connaissance de cause du nombre et de l'espacement des naissances et d'avoir accès aux informations, à l'éducation et aux moyens nécessaires pour leur permettre d'exercer ces droits (…) ».

1-2- Les autres instruments internationaux

Outre les instruments internationaux de protection des droits de l'homme, il existe d'autres instruments non moins importants qui ont reconnu un certain nombre de droits liés à la santé reproductive des femmes, tout en prévoyant une panoplie de mesures qui concourent à leur réalisation.

Ces instruments qui consistent tout particulièrement en le programme d'action du Caire (1-2-1) et la Recommandation générale n°24 du comité CEDEF sur "les femmes et la santé" (1-2-2), recommandent globalement aux États de prévenir l'avortement, d'assurer un meilleur traitement aux femmes qui subissent un avortement et de garantir le respect des droits liés à la santé reproductive des femmes.

1-2-1- Le programme d'action du Caire

Au niveau universel, la Conférence internationale sur la population et le développement (CIPD) de 1994 a été la première conférence internationale qui s'est orientée vers une approche basée sur les droits humains, en entérinant le concept de santé reproductive et en réaffirmant les droits des femmes en matière de santé sexuelle et reproductive (SSR), sans discrimination, quels que soient leur âge, leur situation matrimoniale et indépendamment de toutes circonstances particulières.

Elle est une référence incontournable puisqu'elle a débouché sur l'adoption d'un programme ambitieux, à savoir le programme d'action du Caire, lequel porte entre autres sur les questions de genre et des droits en matière de santé reproductive. Ce programme d'action met en avant un certain nombre de droits reproductifs dont devraient jouir les individus y compris les femmes, notamment les droits de « décider librement et de manière responsable du nombre d'enfants, de l'espacement et du moment de leurs naissances ; de disposer des informations, de l'éducation et des moyens pour prendre ces décisions ; d'accéder à la meilleure santé en matière de sexualité et de reproduction ; et de prendre des décisions en matière de procréation sans être en butte à la discrimination, à la coercition et à la violence »[1]. Parmi les droits

[1] UNFPA, UNIFEM, *Budgétisation Sensible au Genre et Droits des femmes en matière de Reproduction: un Guide de Ressources*, *op. cit.*, p. 23.

reproductifs, l'avortement a été peu ou prou négligé par le programme d'action car il était très « contesté »[1] à cette époque. C'est ainsi que ce programme s'est cantonné, dans l'article 8.25, à suggérer que l'avortement soit pratiqué là où il est légal et de souligner que : « Dans tous les cas, les femmes devraient avoir accès à des services de qualité pour remédier aux complications découlant d'un avortement»[2].

Cependant, la mise en œuvre de ces droits demeure tributaire de la volonté des États en raison de la marge nationale d'appréciation entérinée par ce programme d'action du Caire, où il est mentionné que « la mise en œuvre des recommandations figurant dans le programme d'action est un droit souverain que chaque pays exerce de manière compatible avec ses lois nationales et ses priorités en matière de développement, en respectant pleinement les diverses religions, les valeurs éthiques et les origines culturelles de son peuple (...) ».

Au vu de la marge d'appréciation laissée par le programme du Caire, les États ont émis des réserves à l'égard des dispositions de cet instrument phare en matière de santé reproductive. En l'occurrence, le Maroc a été parmi les pays qui a exprimé de telles réserves, notamment sur les chapitres 4 et 7 dudit programme d'action, lesquelles étaient justifiées par

---

[1] Arlette Gautier et Chrystelle Grenier-Torres, « Controverses autour des droits reproductifs et sexuels», *Autrepart*, N°70, 2014/2, p. 7.

[2] *Ibid.*

« la non-conformité à la "spécificité" du Royaume, à savoir les normes de la "Charia" »[1].

1-2-2- Recommandation générale n°24 de 1999 du comité CEDEF sur "les femmes et la santé"

Dans cette recommandation générale, le Comité pour l'élimination de la discrimination à l'égard des femmes a affirmé que l'accès aux soins de santé, notamment en matière de reproduction, est un droit fondamental consacré par la Convention sur l'élimination de toutes les formes de discrimination à l'égard des femmes.

Le Comité insiste également sur la nécessité pour les États membres de mettre en œuvre une stratégie nationale dont le but général serait de protéger la santé des femmes durant toute leur vie, (…) et qui devrait également assurer l'accès de toutes les femmes à un ensemble complet de soins de qualité et d'un coût abordable, ainsi qu'aux services de santé en matière de sexualité et de reproduction (par. 29).

De même, ce Comité a recommandé aux États de veiller d'une part à éliminer tous les facteurs qui restreignent l'accès des femmes aux soins, à l'éducation et à l'information, notamment dans le domaine de la santé en matière de sexualité et de reproduction, et en particulier affecter des ressources suffisantes aux programmes destinés aux adolescents des deux sexes, pour la prévention (…), et d'autre part à accorder une place prioritaire à la prévention des grossesses non désirées, par la planification familiale

---

[1] Zouhair Gassim, « Genre et Éducation Sexuelle Dans le Système Éducatif Marocain », *Kohl : a Journal for Body and Gender Research*, Vol. 1, No. 2 (Winter 2015), p. 105.

et l'éducation sexuelle, et réduire les taux de mortalité maternelle par des services de maternité sans risques et d'assistante prénatale (par. 31).

En outre, ledit Comité a recommandé aux États d'amender la législation qui fait de l'avortement une infraction pénale et supprimer les peines infligées aux femmes qui avortent, et de veiller aussi à ce que tous les soins dispensés respectent les droits de la femme, notamment le droit à l'autonomie, à la discrétion et à la confidentialité, et la liberté de faire des choix et de donner son consentement en connaissance de cause (par. 31).

2- Le droit marocain

En droit marocain, la Constitution marocaine de 2011 représente un référentiel important. Ce texte suprême est venu consolider la trajectoire prise par le Royaume en termes de protection des droits des femmes, et ce depuis l'annonce faite par SM le Roi de la levée des réserves sur la Convention des Nations unies sur l'élimination de toutes les formes de discrimination à l'égard des femmes[1].

La nouvelle Constitution de 2011 a, en effet, consacré dans son préambule l'attachement du Maroc aux conventions internationales universellement reconnues en matière des droits de l'homme, dont celles se rapportant directement ou indirectement aux droits des femmes.

---

[1] Cette annonce a été l'objet de la Lettre royale adressée au Conseil Consultatif des Droits de l'Homme à l'occasion du 60ème anniversaire de la Déclaration universelle des droits de l'Homme.

En matière de santé reproductive, la Constitution de 2011 reconnaît de nombreux droits, notamment l'égalité des droits et libertés (art. 19), le droit à la vie (art. 20) qui implique la lutte contre les décès évitables ; le droit à la sécurité et à la protection de la santé (art. 21) ; le droit aux soins de santé et à la couverture médicale (art. 31) ; le droit à la santé des personnes ayant des besoins particuliers (art. 34) ; et le droit d'accès à des soins de qualité et à la continuité des services (art. 154).

La Constitution de 2011 prohibe également dans son préambule la discrimination y compris en raison de la situation personnelle. En l'occurrence, cette disposition englobe entre autres les mères célibataires et devrait les protéger contre toute discrimination ou exclusion.

Les autres instruments composant l'actuel arsenal législatif et réglementaire du Royaume, dont la loi 34-09 relative au système de santé et l'offre de soins, demeurent « insuffisants et n'expriment pas une politique nationale de santé, voire ne reflètent pas l'existence d'un système national de santé »[1].

A défaut donc de dispositions pertinentes dans les lois adoptées au Maroc, la Constitution marocaine reste la référence essentielle en ce qui concerne les droits des femmes en matière de santé, notamment en santé reproductive.

---

[1] Voir <https://www.cndh.org.ma/fr/bulletin-d-information/droit-la-sante> (dernière consultation le 11/02/2023).

II- La santé reproductive des femmes au Maroc : indicateurs, déterminants et politiques publiques

L'étude des indicateurs et des déterminants de la santé reproductive au Maroc permet de constater que le chemin pour la réalisation des droits des femmes en la matière est encore loin (1), bien que des politiques et des programmes publics aient été conçus dans ce domaine tout au long de ces dernières années (2).

1- Indicateurs et déterminants de la santé reproductive des femmes au Maroc

Les indicateurs de la santé reproductive des femmes au Maroc révèlent une amélioration insuffisante de celle-ci (1-1), tandis que les déterminants renseignent peu ou prou sur les inégalités qui persistent encore entre les femmes en termes d'accès aux soins de santé reproductive (1-2).

1-1- Indicateurs de la santé reproductive des femmes au Maroc

Selon l'OMS, le taux de mortalité maternelle a connu au Maroc une régression de près de 60% entre 1990 et 2015[1]. D'après la dernière enquête nationale sur la population et la santé familiale, menée entre 2017 et 2018, le taux de mortalité maternelle est passé de 112 pour 100.000 naissances vivantes en 2010 à 72.6 décès pour 100.000 naissances vivantes[2] en 2018,

---

[1] World Health Organization. *Trends in maternal mortality: 1990-2015: estimates from WHO, UNICEF, UNFPA, World Bank Group and the United Nations Population Division. op. cit.*

[2] La courbe de la mortalité maternelle ne s'est pas infléchie, y compris en 2020 où elle a atteint le même taux enregistré en 2018, à savoir les 72.6 décès pour 100.000 naissances vivantes.

tandis que la mortalité néonatale a connu aussi une baisse, en passant de 21,7 à 13,56 pour 1.000 naissances vivantes[1] en 2018 (60% des enfants de moins de 5 ans meurent au cours des 28 premiers jours de leur vie)[2]. Il en va de même de la mortalité infanto-juvénile correspondant à la mortalité des enfants de moins de cinq ans et dont « le taux a diminué de 27% entre 2011 et 2018 (actuellement de 22,16 décès pour mille naissances vivantes) »[3]. De même, le quotient de mortalité infantile (0-1 an) est passé de 40,0 décès pour mille naissances vivantes en 2004 à 18,0 en 2018, alors que le quotient de mortalité juvénile (1-4 ans) est passé de 7,0 décès pour mille naissances vivantes en 2004 à 4,2 en 2018[4].

Des enquêtes menées par le ministère de la santé ont montré que ces taux de morbidité ont pour origine des pathologies évitables. Ainsi, la mortalité maternelle est causée respectivement par l'hémorragie (58%), l'éclampsie (26%), les infections (8%) et d'autres

---

Voir : Haut-Commissariat au Plan (HCP), *La femme marocaine en chiffres : 20 ans de progrès*, *op. cit.*, p. 38.

[1] Nabil Laarousi, « Sages-femmes au Maroc, un métier indispensable mais précarisé », *L'opinion*, publié le 9 mai 2021. Disponible en ligne sur <https://www.lopinion.ma/Sages-femmes-au-Maroc-un-metier-indispensable-mais-precarise_a14476.html>.

[2] Coordination Nationale de l'INDH, *Opérationnalisation de la phase III de l'Initiative nationale pour le développement humain : Contribuer à l'amélioration de la santé & de la nutrition maternelle et infantile*, septembre 2019, p. 11.

[3] *Ibid.*

[4] Haut-Commissariat au Plan (HCP), *La femme marocaine en chiffres : 20 ans de progrès*, *op. cit.*, p. 39.

facteurs (8%)[1], tandis que la mortalité néonatale s'explique respectivement par la détresse respiratoire du nouveau-né (30%), l'infection (25%) et les complications des prématurés (20%) et d'autres raisons (25%)[2].

Les données correspondant aux indicateurs relatifs à la mortalité maternelle ne sont pas très exhaustives compte tenu du fait que le système national de surveillance des décès maternels, développé à la fin des années 1990 par le ministère de la santé, se concentre sur les décès dans les maternités publiques et ne couvre ni les décès survenus dans les établissements médicaux privés et ni ceux qui se produisent à domicile suite à des complications post-partum.

De même, le cadre réglementaire et le système marocain de notification des décès ne permettent pas un suivi actualisé et précis des décès maternels. En l'occurrence, « lorsqu'un décès survient, les membres de la famille sont tenus de le signaler au bureau d'hygiène (municipal dans les villes et communal dans les zones rurales) »[3]. Suite à quoi, le bureau d'hygiène

---

[1] Rapport de l'enquête confidentielle sur les décès maternels au niveau de 6 régions prioritaires (2015), Ministère de la Santé. Citée in : Coordination Nationale de l'INDH, *Opérationnalisation de la phase III de l'Initiative nationale pour le développement humain : Contribuer à l'amélioration de la santé & de la nutrition maternelle et infantile*, *op. cit.*, p. 11.

[2] Étude de la mortalité Néonatale intra hospitalière (2009), Ministère de la Santé. Citée in : Coordination Nationale de l'INDH, *ibid.*

[3] Saloua Abouchadi, Abdelali Belghiti Alaoui, Fatima-Zahra Meski, Vincent De Brouwere, « Implementing a maternal mortality surveillance system in Morocco – challenges and

délivre « un certificat de décès qui servira de permis d'inhumer pour la famille (condition stricte pour l'inhumation dans les villes, moins stricte dans les zones rurales) »[1], puis évalue s'il s'agit d'un décès de cause naturelle ou d'un décès violent[2]. Mais généralement, la cause médicale de la mort est rarement enregistrée, ce qui empêche d'identifier les cas de décès maternels dus à des complications post-partum. Pour combler ce déficit d'informations, un système de déclaration obligatoire par les autorités locales des décès de femmes âgées de 15 à 49 ans aux services de santé locaux a été mis en place en 2008 avec la collaboration du ministère de l'Intérieur.

Selon le PNUD, le taux de fécondité chez les adolescentes reste élevé et atteint les 31,1 naissances pour 1.000 femmes de 15 à 19 ans[3]. Cette moyenne est, paradoxalement, en deçà des estimations du Haut-Commissariat au Plan qui établit le taux en question à 19,4 naissances pour 1.000 femmes de 15 à 19 ans, enregistré en 2018 contre 32,0 naissances pour 1.000 femmes en 2004 et 2011[4].

S'agissant du taux de prévalence contraceptive chez les femmes, il a avoisiné en 2018 à peu près 70,8 %

---

opportunities », *Tropical Medicine & International Health*, Volume 18, Issue 3, 2013, pp. 357-365.

[1] *Ibid.*

[2] Les décès violents correspondent aux meurtres dont la déclaration entraîne une procédure judiciaire.

[3] PNUD, *Note de lecture de la mise à jour des statistiques du RMDH 2018 - Représentation du PNUD au Maroc*, publiée le 14 septembre 2018.

[4] Haut-Commissariat au Plan (HCP), *La femme marocaine en chiffres : 20 ans de progrès*, *op. cit.*, p. 34.

toutes méthodes confondues, qu'elles soient modernes ou traditionnelles[1], contre 67,4 % en 2011 et 63 % en 2004[2].

L'ENPSF de 2018 a révélé d'une part que « 86,6% des femmes ont été assistées au moment de l'accouchement par un personnel qualifié contre 74% en 2011 »[3], et d'autre part que « la proportion d'accouchement par césarienne est de 21,2%, contre 16% en 2011 »[4]. Elle a montré aussi que le pourcentage des femmes ayant reçu des soins prénatals qualifiés pendant les trois premiers mois de la grossesse a été de 66,5%[5].

S'agissant du pourcentage des femmes ayant accouché en milieu surveillé, il a été de l'ordre de 86,1% en 2018 contre 72,7% en 2011 et 60,8% en 2004[6], avec des variations entre le milieu urbain où ce taux a atteint 96% en 2018 et le milieu rural où il a avoisiné 73,7% durant cette même année de 2018[7].

---

[1] *Ibid.*, p. 36.

[2] *Ibid.*

[3] Ministère de la Santé, *Enquête Nationale sur la Population et la Santé Familiale (ENPSF) - 2018,* Rapport, 2ème édition, 2018, Rabat, p. XXIII.

[4] *Ibid.*

[5] *Ibid.*, p. 90.

[6] Haut-Commissariat au Plan (HCP), *La femme marocaine en chiffres : 20 ans de progrès, op. cit.*, p. 38.

[7] *Ibid.*

1-2- Déterminants de la santé reproductive des femmes au Maroc

Dans une étude relative aux déterminants des soins post natals au Maroc[1], les chercheurs ont démontré que le recours à ces prestations s'accroit chez les femmes actives et les femmes ayant un niveau d'études secondaire et supérieur, contrairement aux femmes non actives et analphabètes dont l'accès à cette catégorie de soins demeure faible.

En effet d'après l'ENPSF de 2018, le recours aux soins prénatals dépend largement du niveau d'instruction de la femme, en ce sens qu' « environ 99,6 % des femmes ayant un niveau d'instruction élevé ont bénéficié des consultations prénatales contre 82,6 % de celles sans certificat »[2].

Cette enquête montre également que « le pourcentage des femmes ayant reçu des soins prénatals qualifiés pendant les trois premiers mois de la grossesse augmente avec le niveau d'instruction des femmes (56% pour les femmes sans certificat, 77% pour celles avec certificat fondamental et 93,1% pour celles avec un niveau secondaire) et le quintile de bien être (43,4% chez les plus pauvres et 82,2% chez les plus riches) »[3].

Selon les données de cette enquête de 2018, le nombre moyen de mois de grossesse à la première consultation « varie selon le quintile de bien être : 3,3

---

[1] Noureddine Elkhoudri, Abdellatif Baali, Hakima Amor, « Postnatal Care: Levels and Determinants in Morocco », *Iranian Journal of Public Health*, Vol. 46, No. 2, Feb 2017, p. 245.

[2] Ministère de la Santé, *Enquête Nationale sur la Population et la Santé Familiale (ENPSF) – 2018, op. cit.*, p. 86.

[3] *Ibid.*, p. 90.

mois pour les femmes du quintile le plus pauvre et 2,1 mois pour celles du quintile le plus riche, ainsi que selon le niveau d'instruction des femmes : 3 mois pour les femmes sans certificat et 1,7 mois pour celles avec un niveau secondaire et plus »[1].

2- La place de la santé reproductive des femmes dans les politiques publiques au Maroc

Si l'intérêt porté par le Royaume à la santé reproductive des femmes date des années 1970, il n'en demeure pas moins que celui-ci a commencé à se manifester davantage au lendemain de la Conférence internationale sur la population et le développement (CIPD) de 1994. S'en est suivi la création en 1995 d'un ministère délégué auprès du premier ministre chargé de la population, puis l'adoption d'un certain nombre d'actions, de programmes et de politiques touchant à la santé reproductive, dont le Programme de soins obstétriques et néonatals d'urgence (1995), l'Initiative nationale pour le développement humain et la mise en place de l'assurance médicale obligatoire (2005), et la Politique de gratuité de l'accouchement et de la césarienne (2007).

Mais il a fallu attendre l'année 2008 pour que les droits des femmes en matière de santé reproductive soient véritablement pris en compte dans les politiques publiques, à une époque où le taux de mortalité maternelle était très élevé.

Depuis lors et en se fondant sur le principe du respect des droits reproductifs des femmes, divers programmes ont été adoptés en vue de réduire la maternité maternelle et d'améliorer la qualité des soins

[1] *Ibid.*

de santé reproductive dans le Royaume. Ainsi, le plan d'action national pour la santé, élaboré par le ministère de la santé pour la période 2008-2012, a érigé la réduction de la mortalité maternelle en une priorité, tout en se fixant trois objectifs stratégiques : réduire les obstacles géographiques et financiers à l'accès aux soins obstétricaux et néonatals ; améliorer la qualité des soins pendant la grossesse et l'accouchement ; et améliorer la gouvernance et la gestion du programme[1]. La première mesure décidée dans ce cadre a été celle de la gratuité de l'accouchement et de la césarienne. Cette mesure qui a été décrétée dans la Circulaire ministérielle du 11 décembre 2008, couvre à la fois « les accouchements normaux et compliqués dans tous les établissements publics (y compris les hôpitaux universitaires si la femme est orientée par un établissement public), la réanimation, le transport, l'accès gratuit aux médicaments, les kits d'accouchement, les transfusions sanguines pour les accouchements et les soins accordés à la mère et au nouveau-né tant qu'ils restent dans l'établissement de santé »[2]. Pour mettre en œuvre cette politique de gratuité des accouchements et des césariennes, le ministère de la santé a mobilisé en 2009 « un budget supplémentaire de près de 13 millions d'euros »[3].

En 2011, le Royaume a mis en place le Régime d'Assistance Médicale, dit RAMED, qu'il a généralisé

---

[1] Chakib Boukhalfa et al., « The free delivery and caesarean policy in Morocco: how much do households still pay? », *Tropical Medicine and International Health*, Volume 21, No 2, February 2016, p. 245.

[2] *Ibid.*

[3] *Ibid.*

en 2012 à l'ensemble du territoire marocain, et qui consacre la gratuité des soins dans les hôpitaux pour un large éventail de soins de santé, dont ceux relatifs à la santé reproductive, maternelle, néonatale et infantile, et l'accès aux traitements et aux soins d'urgence.

Capitalisant sur les acquis de la stratégie nationale de la santé et de la reproduction (2011-2020), la Stratégie nationale d'accélération de la réduction de la mortalité maternelle 2012-2016 est venue accélérer les efforts entrepris en faveur de la réduction des taux de mortalité maternelle et néonatale. Elle a mis l'accent sur l'équité entre les sexes et les droits des femmes en promouvant des services de santé reproductive de bonne qualité, dans le respect et la dignité, et en ciblant les zones reculées[1].

Plus tard en 2019, le Maroc a élaboré également le Plan national de santé 2025 qui a œuvré à améliorer les soins de santé accordés aux femmes, en s'attaquant au problème de fragmentation et de non-convergence des programmes de santé reproductive, et en renforçant l'implication de la société civile[2].

---

[1] Bouchra Assarag, Sanae El Omrani et Rachid Bezad, « Priorities for sexual and reproductive health in Morocco as part of universal health coverage: maternal health as a national priority », *Sexual and Reproductive Health Matters*, Volume 28, Issue 2, December 2020.

[2] *Ibid.*

Tableau : Chronologie des programmes, plans et stratégies adoptés en matière de santé reproductive au Maroc, ainsi que leurs objectifs[1]

Année	Programme, plan ou stratégie	Objectifs
1966	Programme national de planification familiale	Améliorer l'état de santé de la mère et l'enfant en particulier et le bien-être de la famille en général.
1970	Programme de protection des mères	Fournir des moyens contraceptifs, des soins prénataux et la vaccination dans tous les établissements de santé.

[1] Voir : Sabina Abou-Malham, Marie Hatem, & Nicole Leduc, (2015b), Analyzing barriers and facilitators to the implementation of an action plan to strengthen the midwifery professional role: a Moroccan case study. *BMC Health Services Research*, 15 (382) ; Wiam Boutayeb, Mohamed Lamlili, Abdellatif Maamri, Souad Ben El Mostafa and Abdesslam Boutayeb, Actions on social determinants and interventions in primary health to improve mother and child health and health equity in Morocco. *International Journal for Equity in Health*. 15, 19 (2016) ; Mona Abdel-Fattah, *Sociocultural dimensions to improve uptake of midwifery care in Morocco: a scoping review*, Thèse soumise en 2020 pour l'obtention d'un Master en sciences, McMaster University, Ontario, pp. 56-57.

1974	Programme de protection de la santé des enfants	Introduction de trois visites prénatales et d'une visite postnatale.
1987	Programme de suivi de la grossesse et de l'accouchement	- Réduction de la mortalité et de la morbidité maternelles ; - Fixer des objectifs pour les soins prénatals et l'accouchement en milieu surveillé.
1995	Programme de soins obstétriques et néonatals d'urgence	- Lancement des soins obstétricaux et néonatals ; - Amélioration de la disponibilité des soins de qualité pour les urgences obstétriques et néonatales.
2005	Initiative nationale pour le développement humain	Réduire la pauvreté et les inégalités en matière de santé.
2005	Assurance maladie obligatoire	Institution d'une assurance maladie obligatoire pour

		les employés du secteur public et privé.
2007	Politique de gratuit é de l'accouchement et de la césarienne	Programme gouvernemental visant à financer l'accouchement, par voie vaginale ou par césarienne, pour toutes les femmes, quel que soit leur statut socio-économique ou leur assurance.
2008-2012	Plan d'action national pour réduire la mortalité maternelle	La mise en œuvre de ce plan vise à réduire la mortalité maternelle de 227/100.000 naissances vivantes à 50/100.000 naissances vivantes. Les éléments clés de ce plan consistent en l'amélioration de l'accès, de la qualité des soins et de la gouvernance.

2009	Lancement du système de surveillance de la mortalité maternelle	Système national de notification des décès maternels et de surveillance de la collecte de données, y compris les informations sociodémographiques, obstétriques et médicales.
2010	Programme national de la détection précoce des cancers du sein et du col de l'utérus	-Institutionnaliser un programme organisé de détection précoce des cancers du sein et du col de l'utérus. - Couvrir par le dépistage 50% de la population ciblée par le programme.
2011	Régime d'Assistance Médicale RAMED	Mise en œuvre d'une stratégie d'assurance maladie pour les pauvres.
2011-2020	Stratégie nationale de la santé de la reproduction	- Mettre en place un cadre institutionnel, de coordination et de

		suivi des besoins en matière de santé reproductive. - Réduire les besoins non satisfaits en matière de contraception et renforcer la diversification de l'offre des contraceptifs.
2012-2016	Stratégie nationale d'accélération de la réduction de la mortalité maternelle	- Maintenir un taux de prévalence contraceptive supérieur ou égal à 67% ; - Augmenter la couverture des accouchements en milieu surveillé de 73% à 90% (de 55% à 75% pour le milieu rural) ; - Augmenter la couverture en consultation prénatale de 77% à 90% ; et de 95% pour la

		consultation du post-partum.
2017-2021	Plan Ikram 2	Promouvoir les droits des femmes et une politique nationale de protection des enfants.
2017-2021	Stratégie nationale de lutte contre les décès évitables maternels et néonatals	- Réduire le taux de mortalité maternelle de 50 pour 100.000 naissances vivantes et à moins de 30 décès maternels pour 100.000 naissances vivantes d'ici 2030 ; - Réduire les décès intra-hospitaliers maternels évitables, notamment par hémorragie, ruptures utérines, éclampsie et infection jusqu'à 80% à l'horizon 2021 ;

		- Réduire la mortalité néonatale à 19,7 pour mille naissances vivantes ; - Réduire les décès néonatals intra hospitaliers évitables, notamment par détresse respiratoire, infection et prématurité jusqu'à 50% à l'horizon 2021 ; - Institutionnaliser les audits des décès néonatals intra-hospitaliers.
2018-2030	Politique de santé de l'enfant	- Cibler les principales causes de mortalité et de morbidité survenant de la naissance à 5 ans et dans le respect du continuum de soins depuis la période néonatale.

		- Renforcer la régionalisation avec l'institutionnalisation des task force nationale et régionale de la santé de la mère, du nouveau-né et de l'enfant.
2019	Plan national de santé 2025	Améliorer les soins de santé accordés aux femmes, en s'attaquant au problème de non-convergence des programmes de santé reproductive.
2019-2023	Phase III de l'Initiative nationale pour le développement humain	Contribuer à l'amélioration de la santé & de la nutrition maternelle et infantile, en veillant à : - Faciliter l'accès à l'accouchement en milieu surveillé ; - Contribuer à la généralisation du

		suivi prénatal et postnatal dans les zones rurales et/ou reculées ; - Améliorer l'offre de soins à destination des nouveau-nés ;
2020-2029	Plan national de prévention et de contrôle du cancer	- Réduire l'incidence des cancers par la mise en place d'interventions de prévention et de réduction de l'exposition aux facteurs de risque connus ; - Contribuer à la réduction de la morbidité et la mortalité imputables aux cancers du sein et de col utérin ; - Permettre une prise en charge totale et innovante de tous les patients atteints de cancer par un personnel motivé et qualifié

		dans des structures répondant aux normes internationales. - Assurer l'accompagnement et la prise en charge de 100% des patients atteints de cancer nécessitant des soins palliatifs.

III- Santé reproductive et droits des femmes au Maroc : enjeux et défis

Malgré quelques évolutions prometteuses constatées au niveau des indicateurs de la santé reproductive des femmes au Maroc, force est de constater que de nombreux défis et enjeux se posent toujours eu égard tant à l'accès limité aux soins de santé reproductive, à l'insuffisance des ressources et des infrastructures, aux inégalités spatiales entre les régions, au manque d'éducation reproductive, qu'aux différents facteurs économiques, sociaux, culturels et éducatifs qui freinent une réalisation effective des droits des femmes en la matière.

1- L'accès limité à un avortement sûr et sans risques

Tout d'abord, il y a lieu de souligner que l'avortement qui constitue une problématique de santé publique et un sujet de discorde tant sociale que politique, a été longtemps sacrifié sur l'autel de l'état de santé des femmes. Sa publicisation en tant qu'enjeu pour la santé des femmes et leur autonomie n'a véritablement émergé qu'au lendemain de la diffusion d'un documentaire sur le sujet sur la chaîne de télévision française France 2, le 11 décembre 2014, avec un tournage réalisé dans la maternité publique des Orangers du CHU de Rabat, suite à quoi le gynécologue responsable de la maternité en question a été démis de sa fonction de chef de service. Le débat qui s'en est suivi a connu plusieurs péripéties tant dans la presse que dans l'opinion publique, dont le résultat a été la réintégration du gynécologue dans son poste de responsabilité, ainsi qu'une intervention du Roi Mohamed VI et « une modification *a minima* de la loi le 15 mai 2015 »[1].

Il est à rappeler dans ce cadre que l'avortement n'est autorisé au Maroc que si la vie de la mère est en danger et à condition d'obtenir « l'avis de deux médecins consultants dont l'un doit figurer sur la liste des experts auprès des tribunaux ; après examen et discussion, les médecins attesteront par écrit que la vie de la mère ne peut être sauvegardée qu'au moyen d'une telle intervention thérapeutique »[2]. Le médecin peut dès lors accomplir un acte d'avortement même en présence d'un refus du conjoint du moment où c'est la vie de la mère qui est menacée[3]. Excepté ce cas où l'avortement est autorisé sur un fond thérapeutique, les autres situations d'avortement demeurent illégales et sont même criminalisées par le Code pénal, notamment l'art. 449 qui précise que « quiconque, par aliments, breuvages, médicaments, manœuvres, violences ou par tout autre moyen, a procuré ou tenté de procurer l'avortement d'une femme enceinte ou supposée enceinte, qu'elle y ait consenti ou non, est puni de l'emprisonnement d'un à cinq ans et d'une amende de 120 à 500 dirhams. Si la mort en est résulté, la peine

---

[1] Marc-Éric Gruénais, « La publicisation du débat sur l'avortement au Maroc. L'État marocain en action », *L'Année du Maghreb*, 17 | 2017, 219-234.

[2] Hatim Souktani, « Avortement au Maroc. Quelles dispositions pénales ? », *Doctinews*, n°81, décembre 2013 [http://www.doctinews.com/index.php/ institutionnel/item/2764-avortementau-maroc], cité in : Marc-Éric Gruénais, *ibid.*

[3] Art. 453 du Code pénal marocain.

est la réclusion de dix à vingt ans ». L'art. 454 du Code pénal souligne pour sa part « qu'est punie de l'emprisonnement de six mois à deux ans et d'une amende de 120 à 500 dirhams la femme qui s'est intentionnellement fait avorter ou a tenté de le faire ou qui a consenti à faire usage de moyens à elle indiqués ou administrés à cet effet ». L'extension des situations autorisées en matière d'avortement tarde encore à voir le jour bien que la consultation qui a été présentée au Cabinet Royal et au ministère de la santé en 2015 par le ministère des affaires islamiques, le ministère de la justice et de la liberté et le Président du Conseil national des droits de l'homme (CNDH), ait recommandé d'étendre l'avortement légal aux cas de viols, d'incestes et de malformations fœtales graves[1].

Bien qu'il n'y ait pas de statistiques officielles sur le nombre des IVG pratiqués au Maroc, le chiffre qui a été quelques fois avancé dans les médias est alarmant surtout pour les avortements clandestins, comme cela se dénote des propos du gynécologue-obstétricien Chafik Chraïbi (fondateur et président de l'Association marocaine de lutte contre l'avortement clandestin) qui a déclaré, lors du premier congrès national sur l'avortement qui s'est tenu les 28 et 29 mai à la Bibliothèque nationale de Rabat que : « Chaque jour, près de 800 avortements clandestins sont pratiqués au

---

[1] Irene Capelli, « Les enjeux et les déclinaisons de la notion de « santé sexuelle et reproductive » au Maroc. Réflexions à partir du cas des grossesses hors mariage », *L'Année du Maghreb* [En ligne], 17 | 2017, mis en ligne le 13 novembre 2017, consulté le 25 juin 2022. URL : http://journals.openedition.org/anneemaghreb/3191 ; DOI : https://doi.org/10.4000/anneemaghreb.3191

Maroc dont 600 médicalisés et 200 non médicalisés »[1]. Dans une enquête menée sur un échantillon de 2696 grossesses, « 8.6% se sont terminées par un avortement provoqué ou spontané ; les femmes de moins de 35 ans apparaissent peu enclines à avorter comparées aux femmes de plus de 35 ans, et ce quel que soit le milieu de résidence : chez la femme de plus de 35 ans, le risque qu'une grossesse fasse l'objet d'une interruption volontaire est de 6.4% au niveau national, 10.9% en milieu urbain et 4.1% en milieu rural »[2].

L'illégalité de l'avortement non justifié et les prix souvent exorbitants des avortements médicalisés[3], favorisent le recours clandestin des femmes démunies à des IVG non médicalisées et à risque, en employant « toute sorte de techniques très invasives particulièrement dévastatrices pour les organes génitaux féminins lorsqu'elles ne sont pas létales »[4], voire des méthodes traditionnelles telles « les tisanes de plantes reconnues pour leurs propriétés

---

[1] Laila Zerrour, « La légalisation de l'avortement n'est pas pour demain », *Aujourd'hui le Maroc*, publié le 1 juin 2010. Disponible en ligne sur <https://aujourdhui.ma/societe/la-legalisation-de-lavortement-nest-pas-pour-demain-71021>.

[2] Fatima Bakass, Aziz Chaker, Abdesselam Fazouane, « L'avortement au Maroc. Essai de mesure et recherche de déterminants », in : Catherine Gourbin (éd.), *Santé de la reproduction au Nord et au Sud*, Actes de la Chaire Quetelet 2004, Louvain-la-Neuve, Les Presses Universitaires de Louvain, 2009, p. 469.

[3] Dans le circuit médical, les tarifs peuvent aller de 1.000 à 10.000 DH. Voir : Marc-Éric Gruénais, « La publicisation du débat sur l'avortement au Maroc. L'État marocain en action », *op. cit.*

[4] Marc-Éric Gruénais, *ibid.*

"chauffantes", les épices, la fumigation de produits achetés auprès des 'attar (herboristes) ou la consommation de quantités de médicaments en doses très élevées, parfois en association avec des pratiques mécaniques »[1].

La stigmatisation sociale et la condamnation prévue par l'article 490 du Code pénal qui punit d'un mois à un an d'emprisonnement « toutes personnes de sexes différents qui, n'étant pas unies par les liens du mariage, ont entre elles des relations sexuelles », viennent empirer le recours à l'avortement clandestin surtout chez les mères célibataires qui, faute de ne pas pouvoir accoucher dans des conditions normales dans une maternité de peur d'être signalées à la police, chercheront à effectuer une IVG dans la clandestinité, voire peuvent être tentées, en l'absence d'aucune autre alternative, d'abandonner l'enfant à sa naissance ou de le tuer carrément.

Les profils socio-économiques des femmes qui recourent à l'avortement sont variés, comme le montre une étude menée par l'Association marocaine de planification familiale sur l'avortement qui, en se fondant sur des entretiens avec un échantillon des femmes en question, souligne que l'avortement est «pratiqué par tout type de femme, quel que soit son

[1] Irene Capelli, « Les enjeux et les déclinaisons de la notion de «santé sexuelle et reproductive » au Maroc. Réflexions à partir du cas des grossesses hors mariage », *L'Année du Maghreb* [En ligne], *op. cit.*

niveau d'instruction, sa situation matérielle, socioéconomique, son statut ou non de mère »[1].

Du reste, les restrictions imposées par le législateur en termes d'accès à l'avortement attestent bien de la présence encore très palpable d'une culture paternaliste et l'emprise du genre et des rapports hiérarchiques sur le corps reproducteur des femmes. A fortiori, le chemin vers la prise en compte du principe de la liberté des femmes à disposer de leur propre corps est d'un horizon lointain, voire un mirage.

Les restrictions en termes d'accès à l'avortement constituent l'une des causes de la mortalité maternelle. La persistance de ces restrictions entraine également d'autres problématiques sociales, telles la hausse du nombre de mères célibataires et des cas d'abandon d'enfants.

2- Une prévalence contraceptive insuffisante

En dépit des progrès réalisés par le Royaume en matière de prévalence contraceptive chez les femmes, dont le taux a avoisiné en 2018 à peu près 70,8 % toutes méthodes confondues (traditionnelles et modernes), cette performance reste insuffisante, surtout pour ce qui concerne les méthodes contraceptives modernes. Selon l'AMPF, les besoins non satisfaits des femmes en âge de procréation (15-49) et qui sont mariées ont affiché en 2016 un taux relativement élevé (près de 11%) et les méthodes modernes utilisées n'ont constitué que 57%, alors que 10% de ces femmes

---

[1] AMPF, *Étude exploratoire de l'avortement à risque*, Association Marocaine de Planification Familiale, Rabat, 2008, p. 99. Cité in : Marc-Éric Gruénais, *ibid.*

utilisent des méthodes traditionnelles[1]. Le pourcentage des besoins non satisfaits a augmenté par la suite pour atteindre 11,3% en 2018, comme le rapporte le Haut-Commissariat au Plan[2].

Dans ce sillage, la gamme de méthodes contraceptives modernes est limitée, en ce sens qu'il existe « une forte dépendance à la pilule au détriment des méthodes de longue durée et un manque de connaissance et de disponibilité de la contraception d'urgence au niveau des structures publiques »[3]. L'ENPSF de 2018 a révélé dans ce cadre que « que 48,7% des femmes utilisent la pilule comme moyen contraceptif et ce quel que soit le milieu de résidence. Elle est suivie par la méthode du calendrier (6,6 %), par le retrait (5,1 %) et le dispositif intra-utérin (4,6 %) ». S'agissant de leur disponibilité, l'ENPSF de 2018 révèle d'un côté que « l'approvisionnement en méthodes contraceptives modernes se fait à 56% au niveau des structures du secteur privé »[4], et de l'autre que « la source d'approvisionnement pour toutes les méthodes contraceptives est le secteur privé pour 60,2% des femmes du milieu urbain et 50.2% de celles du milieu rural »[5]. Cette enquête montre aussi

---

[1] AMPF, *Synthèse de la mise en œuvre par le Maroc des recommandations de l'EPU relative à la situation des droits à la santé sexuelle et reproductive*, Rabat, juin 2016, p. 5.

[2] Haut-Commissariat au Plan (HCP), *La femme marocaine en chiffres : 20 ans de progrès*, *op. cit.*, p. 37.

[3] UNFPA, *Droits et accès universel à la santé sexuelle et reproductive*, Rabat, septembre 2015.

[4] Ministère de la Santé, *Enquête Nationale sur la Population et la Santé Familiale (ENPSF) – 2018, op. cit.*, p. 68.

[5] *Ibid.*

qu'en milieu rural, « 49,4% des utilisatrices s'approvisionnent en pharmacie, alors que seules 45% recourent aux ESSB »[1].

Ces facteurs se répercutent sur le niveau d'échec de la contraception dont le taux avoisinait, selon les données de l'enquête démographique et de santé de 2011, les 27%, alors que les normes de l'OMS situent le taux recommandé en la matière à 4,7%[2]. Par conséquent, les grossesses non désirées affichent un taux élevé et sont de l'ordre de 25 % chez les femmes mariées[3] d'après les données de la même enquête en question.

Les grossesses non désirées et les grossesses précoces qui représentent un facteur de risque plus élevé de morbidité et mortalité maternelle chez les filles âgées de 15 à 19 ans, sont le résultat d'autres facteurs qui ne relèvent pas forcément d'un manque d'informations ou de disponibilité des moyens contraceptifs. En effet, les filles de cette tranche d'âge connaissent au Maroc un taux de fécondité moyennement élevé qui a été en 2018 de l'ordre de 19,4 pour mille femmes (dont 11,5 ‰ en milieu urbain et 32,5 ‰ en milieu rural)[4] et qui est dû principalement au mariage précoce, mais aussi à la violence sexuelle,

---

[1] *Ibid.*

[2] AMPF, *Synthèse de la mise en œuvre par le Maroc des recommandations de l'EPU relative à la situation des droits à la santé sexuelle et reproductive*, *op. cit.*, p. 5.

[3] *Ibid.*

[4] Ministère de la Santé, *Enquête Nationale sur la Population et la Santé Familiale (ENPSF) – 2018, op. cit.*, p. 56.

et à la connaissance limitée des risques encourus et des conséquences négatives sur la santé reproductive[1].

3- L'insuffisance des moyens et des infrastructures sanitaires

Constituant le principal noyau de soins pour les femmes dans le milieu rural, le nombre des établissements de soins de santé primaires (ESSP) qui a atteint 3005 en 2017 dont 2038 en milieu rural 2015[2] en augmentation de plus de la moitié dans l'espace d'une vingtaine d'années, n'a engendré qu'une baisse limitée du nombre d'habitants par ESSB, lequel s'est établi à 11.600 habitants par ESSB en 2017[3], contre 12.123 en 2015 et 14.458 en 1996[4].

Ces établissements qui sont gérés par des médecins-chefs et des infirmiers-majors, accusent un déficit de gouvernance, dans la mesure où « leur organisation se caractérise par un centralisme excessif et un manque de coordination et de communication effective entre les différents niveaux de soins »[5]. Cela complique la situation des patients, notamment les femmes, dont le parcours de soins peut « s'avérer très long, complexe et coûteux, en raison de la non-disponibilité des médicaments, de l'absence de personnel suffisamment

---

[1] UNFPA, *Droits et accès universel à la santé sexuelle et reproductive*, *op. cit.*

[2] Ministère de l'économie et des finances/DEPF, *Tableau de bord social*, *op. cit.*, p. 13.

[3] Ministère de la Santé, *Enquête Nationale sur la Population et la Santé Familiale (ENPSF) – 2018, op. cit.*, p. 4.

[4] Ministère de l'économie et des finances/DEPF, *Tableau de bord social*, *op. cit.*, p. 13.

[5] CESE, *Les soins de santé de base : Vers un accès équitable et généralisé*, Rapport, Saisine n° 4 / 2013, p. 24.

qualifié pour prendre en charge un certain nombre de soins, tels que les soins d'urgence de base ou les accouchements »[1].

En milieu rural, le système d'évacuation sanitaire est en butte à de nombreux dysfonctionnements, dont « l'insuffisance du nombre d'ambulances ; l'insuffisance des dotations en carburant ; la maintenance défaillante des véhicules, engendrant des pannes fréquentes et l'indisponibilité des véhicules pour des durées parfois très longues ; et le manque de disponibilité des chauffeurs, relevant souvent des collectivités locales »[2].

4- La pénurie des ressources humaines

L'enjeu important de l'État dans ses politiques publiques en matière de santé reproductive « ne fut pas seulement celui de bâtir en nombre suffisant les établissements de soins de santé reproductive avec des salles d'accouchements, mais également de les pourvoir en ressources humaines qualifiées et de les répartir équitablement selon les besoins de chaque région et territoire »[3], qui plus est, les nouveaux recrus sont souvent affectés à une zone reculée et obligés d'y exercer pendant au moins deux ans. Cela cause une perte de motivation chez ces derniers et par ricochet une baisse de leur performance, ce qui impacte la

---

[1] *Ibid.*

[2] *Ibid.*

[3] Karim Zaouaq, « Les femmes et l'accès aux soins de santé reproductive au Maroc », *L'Année du Maghreb* [En ligne], 17 | 2017, mis en ligne le 13 novembre 2017, consulté le 26 décembre 2022. URL : http://journals.openedition.org/anneemaghreb/3236 ; DOI : https://doi.org/10.4000/anneemaghreb.3236

qualité de la prestation de soin assurée au profit de la population locale.

Mais malgré la multiplication du nombre des sages-femmes formées chaque année au sein des Instituts de formation aux carrières de santé[1] (en 2012, 453 sages-femmes sont sorties lauréates de ces instituts[2]), ainsi que de celui des médecins gynécologues lauréats des Facultés de médecine et de pharmacie, leur effectif reste très limité par rapport au nombre de la population et à celui des accouchements qui ont été en 2012, de l'ordre de 754.000 cas, pour ce qui est de ceux réalisés par un personnel qualifié[3].

En effet, le nombre de sages-femmes demeure faible et n'a représenté en 2019 que la proportion de 4 sage-femmes pour 1.000 naissances au Maroc, alors que la norme définie par l'OMS exige 6 sage-femmes pour 1.000 naissances[4]. De plus, « la densité du personnel paramédical formé aux soins liés à l'accouchement est

---

[1] Transformés aujourd'hui en des Instituts supérieurs des sciences de santé.

[2] Anasse Amrani Joutei, Système de formation des professionnels de santé : État actuel et perspectives de la formation du personnel infirmier, Conférence Marrakech, Division de la formation, Ministère de la santé, p. 16. Disponible en ligne sur <http://pharmacie.ma/uploads/pdfs/Systeme_de_formation.pdf> (dernière consultation le 26/12/2022).

[3] UNFPA, *The state of the world's midwifery 2014 a universal pathway. a woman's right to health*, 2014, p. 140. Disponible en ligne sur <http://www.unfpa.org/sites/default/files/pub-pdf/EN_SoWMy2014_complete.pdf> (dernière consultation le 26/12/2022).

[4] Nabil Laarousi, « Sages-femmes au Maroc, un métier indispensable mais précarisé », *op. cit.*

inférieure au seuil de 2,28 pour 1.000 habitants, défini comme critique par l'OMS »[1].

De leur part, les médecins gynécologues qui étaient en 2013 au nombre 279[2] pour une population de près de 33 millions de personnes, ne représentaient ainsi qu'un ratio de près d'un(e) médecin gynécologue pour plus de 100.000 personnes[3], tandis que « le nombre de médecins exerçant au sein des établissements de soins de santé de base (ESSB) est d'environ 1 pour 10.000 »[4], bien que ces établissements constituent le premier maillon de contact entre la population et le système de soins au Maroc.

Cette pénurie se dégage plus dans le milieu rural comme l'atteste une étude réalisée par un groupe de chercheurs durant la période 2002-2005 dans les vallées d'Azgour, d'Anougal et d'Imnane, qui relevant de la région montagneuse du haut-atlas, ont été pris par les auteurs comme lieu d'étude en ce qu' « ils sont caractérisés, comme pour toutes les zones montagneuses marocaines, par des conditions géographiques et climatiques difficiles, un niveau socio-économique précaire, une fécondité encore élevée, des difficultés d'accessibilité aux soins de santé et une hygiène générale défectueuse, lesquels constituent des facteurs favorables à un niveau élevé de

---

[1] CESE, *Les soins de santé de base : Vers un accès équitable et généralisé, op. cit.*, p. 29.

[2] Karim Zaouaq, « Les femmes et l'accès aux soins de santé reproductive au Maroc », *L'Année du Maghreb* [En ligne], *op. cit.*

[3] *Ibid.*

[4] CESE, *Les soins de santé de base : Vers un accès équitable et généralisé*, *op. cit.*, p. 30.

la mortalité et de la morbidité dans la population »[1]. Cette étude a ainsi démontré parmi d'autres points que « l'hôpital local d'Amizmiz, auquel sont orientées les femmes des vallées environnantes (dont Azgour et Anougal) pour leurs accouchements, n'était composé que de 4 médecins généralistes et 14 infirmiers et infirmières dont 3 sages-femmes travaillant au sein de l'unité d'accouchement, ce qui représentait dans le cas de ces dernières le ratio d'une sage-femme pour 23.700 habitants, soit un rapport de près de 5 fois inférieur à la norme recommandée par l'OMS qui est d'une sage-femme pour 5.000 habitants »[2].

Ladite pénurie en ressources humaines est due principalement au nombre limité des postes budgétaires alloués chaque année au ministère de la santé et qui peine à couvrir le nombre des départs à la retraite. À titre d'exemple, « le ministère de la santé a exprimé, entre 1993 et 2007, les besoins pour plus de 20.000 postes budgétaires et seuls 13.356 lui ont été attribués sur cette période, qui a parallèlement enregistré 6621 départs à la retraite non compensés »[3].

De surcroît, le système de santé marocain connaît depuis de nombreuses années un déphasage entre le

---

[1] Mariam Zouini, Fatima Zahra El Hamdani, Abdellatif Baali, Mohamed Cherkaoui et Patrice Vimard, « La morbidité maternelle chez les populations rurales et isolées au Maroc. L'apport d'un système d'observations conjointes pour une meilleure connaissance », 2006, pp. 1-21. Disponible en ligne sur <https://www.uclouvain.be/cps/ucl/doc/demo/documents/Zouini.pdf> (dernière consultation le 26/12/2022).

[2] *Ibid.*

[3] CESE, *Les soins de santé de base : Vers un accès équitable et généralisé*, *op. cit.*, p. 31.

nombre de personnes formées dans les métiers de la santé et le nombre des nouveaux recrus dans le secteur public. Ce déphasage concerne tout autant les sages femmes qui sont nombreuses à se retrouver en chômage à l'issue de leur formation[1], bien qu'il y ait un grand besoin, « surtout dans les régions reculées, où certaines sage-femmes font l'astreinte toutes seules et assurent en parallèle le service 24h/24 »[2].

A cela s'ajoute aussi une répartition inégale des ressources humaines sur les régions. C'est ainsi qu'en 2013, « la région du grand Casablanca abritait le plus grand nombre de gynécologues, soit 44 sur 279 au niveau national, alors que les régions de Oued Eddahab-Lagouira et Laayoune-Boujdour Sakia lhamra avaient juste 3 gynécologues chacune. De la même façon, la région de Souss-Massa-Daraa comptait la plus grande part des sages-femmes et accoucheuses, soit 375 sur 3096 au niveau national, tandis que celle précitée de Oued Eddahab-Lagouira comprenait seulement 21 sages-femmes ou accoucheuses »[3].

5- Les disparités géographiques dans l'accès aux soins de santé reproductive

L'organisation du système de soins de santé au Maroc repose sur trois piliers, à savoir : un secteur public (centres de santé urbains et ruraux, hôpitaux généraux ou spécialisés régionaux ou provinciaux et Centres Hospitaliers Universitaires), un secteur privé à

---

[1] Il y aurait aujourd'hui près de près de 2200 sages-femmes au chômage. Voir : Nabil Laarousi, *ibid.*

[2] Nabil Laarousi, *ibid.*

[3] Karim Zaouaq, « Les femmes et l'accès aux soins de santé reproductive au Maroc », *L'Année du Maghreb* [En ligne], *op. cit.*

but lucratif (cabinets gynécologie/obstétrique) et un secteur privé à but non lucratif (cliniques gérées par la Caisse nationale des organismes de prévoyance sociale et la Caisse nationale de sécurité sociale ou les Dar Al Oumouma qui ont été créés dans le cadre de l'Initiative nationale de développement humain)[1].

N'offrant qu'une capacité litière en 2013 de 0,9 lit pour 1.000 personnes[2] inférieure à celle des autres États de la région du Maghreb, notamment la Tunisie (2,1 pour 1.000 personnes en 2010)[3] et l'Algérie (1,7 pour 1.000 personnes en 2004)[4], l'ensemble des structures de soins de santé au Maroc ne semble pas répondre équitablement à la demande des femmes, comme l'indique le taux d'accouchements en institutions[5] qui a atteint, dans la période 2010-2015, 73%[6], bien en dessous de celui enregistré respectivement en Algérie et en Tunisie dans la même période et qui est de 97[7] et 99%[8].

Or, malgré les réalisations du Royaume en termes de réduction de la mortalité maternelle, en passant de 227 décès de femmes pour mille naissances vivantes en 2003 à 72,6 en 2020, ces améliorations cachent, en

---

[1] *Ibid.*
[2] *Ibid.*
[3] Voir < http://www.indexmundi.com/map/?v=2227&l=fr> (dernière consultation le 11/02/2023).
[4] *Ibid.*
[5] Défini par l'UNICEF comme étant « le pourcentage de femmes (âgées de 15 à 49 ans) qui ont accouché dans un établissement de santé ». Voir : UNICEF, *La situation des enfants dans le monde 2016*, Juin 2016, p. 149.
[6] *Ibid.*, p. 147.
[7] *Ibid.*, p. 146.
[8] *Ibid.*, p. 148.

vérité, des disparités géographiques frappantes, en ce sens que le taux de mortalité maternelle affiche en 2020 dans le milieu urbain 44,6 décès pour mille naissances vivantes contre 111,1 décès pour mille naissances vivantes dans le milieu rural durant cette même année[1].

Ces disparités géographiques se manifestent grandement dans l'accès des femmes aux soins de santé reproductive. Généralement et d'après les données de l'ENPSF de 2011, 85% des femmes du milieu urbain bénéficient des soins de santé reproductive contre 48% en milieu rural[2].

Comme le souligne l'ENPSF de 2018, une femme vivant dans une zone rurale a, à peu près, deux fois moins de chances d'être assistée par une accoucheuse qualifiée (74,2 % des naissances) qu'une femme vivant en zone urbaine (96,6 % des naissances)[3]. Les femmes marocaines vivant en milieu rural subissent deux fois plus de complications graves durant l'accouchement que les femmes en milieu urbain[4]. Cette enquête fait rassortir aussi que « les femmes de l'urbain consultent

---

[1] Haut-Commissariat au Plan (HCP), *La femme marocaine en chiffres : 20 ans de progrès*, *op. cit.*, p. 38.

[2] AMPF, *Synthèse de la mise en œuvre par le Maroc des recommandations de l'EPU relative à la situation des droits à la santé sexuelle et reproductive*, *op. cit.*, p. 5.

[3] Ministère de la Santé, *Enquête Nationale sur la Population et la Santé Familiale (ENPSF) – 2018, op. cit.*, p. XXIII.

[4] Bouchra Assarag, Bruno Dujardin, Alexandre Delamou, Fatima-Zahra Meski, Vincent De Brouwere. Determinants of maternal near-miss in Morocco: too late, too far, too sloppy? *PloS one*. 2015; 10 (1). https://doi.org/10.1371/journal.pone.0116675

après l'accouchement plus que celles du milieu rural soit 27,1% et 15,6% respectivement »[1].

Pour sa part, la proportion des femmes ayant reçu des soins prénatals qualifiés, a été selon l'ENPSF de 2018, de l'ordre de 95,6% en milieu urbain contre 79,6% en milieu rural[2]. Cette proportion « varie d'une région à une autre avec un minimum enregistré dans la région de Darâa-Tafilalet (79,8%) et un maximum enregistré par la région de Guelmim-Oued Noun (97,3%) »[3]. Cette même enquête révèle d'une part que « le pourcentage des femmes ayant reçu des soins prénatals qualifiés pendant les trois premiers mois de la grossesse a été de 79,2% en milieu urbain contre 50,7% en milieu rural »[4], et d'autre part que ce pourcentage « varie d'une région à une autre avec un minimum de 60,6% (région Drâa Tafilalet) et un maximum de 79,1% (région Lâayoune Sakia El Hamra) »[5].

L'accessibilité géographique demeure généralement faible, en ce sens que « 24% de la population vivant à plus de 10 km d'un établissement de soins primaires »[6], ce qui implique qu'une frange importante de la population enclavée ne recourra aux ESSB qu'en cas d'urgence, comme c'est le cas dans plusieurs

---

[1] Ministère de la Santé, *Enquête Nationale sur la Population et la Santé Familiale (ENPSF) – 2018, op. cit.*, p. XXIII.

[2] *Ibid.*, p. 86.

[3] *Ibid.*

[4] *Ibid.*, p. 89.

[5] *Ibid.*

[6] CESE, *Les soins de santé de base : Vers un accès équitable et généralisé, op. cit.*, p. 44.

communes rurales où « la population ne fréquente les ESSB que les jours des souks »[1].

De même, le ratio de mortalité maternelle est « deux fois et demi plus important en milieu rural (111.1 décès pour 100.000 naissances vivantes) qu'en milieu urbain (44.6 décès pour 100.000 naissances vivantes) »[2].

Par ailleurs, au niveau national, le taux des femmes enceintes qui ne sont pas suivies pendant leur grossesse représente 11,5% au niveau national, alors qu'il est de l'ordre de 20,4% en zone rurale[3]. La valeur enregistrée en milieu rural s'explique par « les distances par rapport au centre de santé le plus proche, l'insuffisance en professionnels de santé, en particulier de sexe féminin, l'indisponibilité des médicaments et de matériels et le manque de coordination entre dispositifs de santé primaire et mécanismes de santé communautaire »[4]. A ces facteurs s'ajoutent aussi « l'insuffisance de prise de conscience de l'importance de la consultation prénatale (CPN) »[5].

De plus, 25,8% des naissances en zone rurale s'opèrent sans personnel qualifié[6], de même que 78% des femmes qui accouchent en milieu rural n'ont pas

---

[1] *Ibid.*

[2] Coordination Nationale de l'INDH, *Opérationnalisation de la phase III de l'Initiative nationale pour le développement humain : Contribuer à l'amélioration de la santé & de la nutrition maternelle et infantile*, *op. cit.*, p. 11.

[3] ENPSF (2018), Ministère de la Santé.

[4] Coordination Nationale de l'INDH, *Opérationnalisation de la phase III de l'Initiative nationale pour le développement humain : Contribuer à l'amélioration de la santé & de la nutrition maternelle et infantile*, *op. cit.*, p. 12.

[5] *Ibid.*

[6] ENPSF (2018), Ministère de la Santé.

accès aux consultations post natales[1]. Il en est de même pour ce qui concerne la part des femmes ayant reçu des soins prénataux qualifiés qui a atteint, d'après l'enquête nationale (ENPSF) élaborée en 2011, 91,6% en milieu urbain contre 62.7% en milieu rural[2].

Ces disparités se sont creusées davantage en période de confinement lié à la pandémie du Covid-19. En 2020 à titre d'exemple, « parmi les 6% des ménages ayant des femmes concernées par la santé reproductive, 34% n'ont pas accédé aux services de santé (27% en urbain et 39% en rural) »[3].

Les disparités de soins se manifestent aussi dans le ratio du nombre des ESSB par habitant, lequel se répercute sur l'accès aux soins, compte tenu du fait que les ESSB représentent la première interface de soins entre la population et le système de santé. En effet, « l'analyse des ratios du nombre d'ESSB par habitant montre d'assez fortes disparités régionales avec des ratios allant du simple au quintuple. Neuf régions sur

---

[1] *Ibid.*

[2] CNDH, *État de l'égalité et de la parité au Maroc : Préserver et rendre effectifs les finalités et objectifs constitutionnels*, Rapport thématique élaboré par Rabéa Naciri, 2015, p. 31.

[3] D'après une note d'information publiée par le HCP à l'occasion de la Journée internationale des droits des femmes du HCP. Citée in : Lavieeco, « Maroc : Les femmes représentent plus de la moitié de la population en 2020 », publié le 9 mars 2021. Disponible en ligne sur <https://www.lavieeco.com/actualite-maroc/maroc-les-femmes-representent-plus-de-la-moitie-de-la-population-en-2020/> (dernière consultation le 11/02/2023).

seize avaient un ratio ESSB par habitant inférieur à la moyenne nationale »[1].

Pour faire face à ces disparités, le ministère de la santé a procédé, en collaboration avec le ministère de l'intérieur dans le cadre de l'INDH, à la mise en place de structures d'accueil, appelées Dar Al Oumouma (DAO), « permettant aux parturientes d'être hébergées quelques jours avant et après l'accouchement, à proximité du Centre de santé avec module d'accouchement (CSMA) »[2]. Mais les DAO « n'ont pas résolu le problème de l'éloignement et sont surtout utilisées par les femmes qui habitent à proximité »[3].

6- Les facteurs socio-économiques, socio-culturels, éducatifs et religieux

Le recours des femmes aux soins de santé reproductive au Maroc est corrélé à une pluralité de facteurs à la fois socio-économiques (niveau de vie, revenu, statut social …), socio-culturels (résonnance d'une culture patriarcale dans la société ...), éducatifs (analphabétisme, faible niveau d'instruction…) et religieux (prégnance de certaines normes et croyances religieuses).

S'ils sont déterminants en termes d'accès des femmes aux soins de santé reproductive, ces différents facteurs et surtout les facteurs socio-économiques, culturels et éducatifs se ramènent à un constat frappant dans la société marocaine, à savoir celui des inégalités de genre. En effet et tel que cela a été montré dans

---

[1] Ministère de la santé/INISAN, *Etude sur l'équité en santé au Maroc*, 2012. Citée in : CESE, *Les soins de santé de base : Vers un accès équitable et généralisé*, *op. cit.*, p. 43.

[2] CESE, *ibid.*, p. 45.

[3] *Ibid.*

diverses études, ces inégalités de genre sont liées aux facteurs sociaux[1] tels que le niveau d'éducation, la profession et le revenu qui agissent sur la santé des hommes et des femmes[2] [3].

6-1- Les facteurs socio-économiques

L'accès des femmes aux soins de santé reproductive est influencé par leur condition économique (niveau de vie, revenu, statut social…). À ce propos, les deux chercheurs Paul Gertler et Jacques Van Der Gaag ont montré à travers l'étude qu'ils ont mené sur le système de santé en Côte d'Ivoire et au Pérou que « les individus vivant dans les ménages à revenus relativement élevés ont une probabilité plus élevée de se faire soigner que ceux des ménages pauvres »[4].

Le niveau de vie et le revenu sont des facteurs prépondérants en termes d'accès des femmes aux soins de santé reproductive, y compris au Maroc. Ainsi, « les 20% des ménages les plus pauvres accèdent aux

---

[1] Chloe Bird, Patricia Rieker, « Gender matters: an integrated model for understanding men's and women's health », *Social Science & Medicine*, 1999; 48:745-55.

[2] Margaret Denton, Steven Prus, Vivienne Walters, « Gender differences in health: a Canadian study of the psychosocial, structural and behavioural determinants of health », *Social Science & Medicine*, 2004; 58:2585-600.

[3] Latifa El Emrani, Abdenbi Bendriss, Meftaha Senhaji, « Santé et qualité de vie : situation pour la population de Tétouan (Maroc)», *op. cit.*

[4] Paul Gertler, Jacques van der Gaag, *The willingness to pay for medical care. Evidence from two developing countries*, Baltimore: Johns Hopkins University Press, 1990. Cité in : Gnanderman Sirpe, « Les déterminants du recours aux soins de santé prénataux au Burkina Faso », *Mondes en développement*, De Boeck Supérieur, 2011/1, n°153, p. 32.

consultations prénatales dans une proportion ne dépassant pas 49,6% (contre 97.3% chez les 20% les plus riches), et ne sont que 37.7% à bénéficier de l'assistance à l'accouchement (contre 96% pour les 20% les plus riches) »[1] (ENSP, 2011).

En effet au Maroc, la pauvreté[2], dont le taux a avoisiné en 2014 les 4,8%[3], avec des variations inégales entre le milieu urbain (1,6%) et rural (9,5%) et la vulnérabilité à la pauvreté[4] dont le taux a été à la même année de l'ordre de 12% avec des variations elles aussi importantes entre le milieu urbain (7,9%) et

[1] CNDH, *État de l'égalité et de la parité au Maroc : Préserver et rendre effectifs les finalités et objectifs constitutionnels*, *op. cit.*, p. 31.

[2] Le taux de pauvreté est défini par le Haut-Commissariat au Plan (HCP) comme la proportion des personnes pauvres dans la population, voire le pourcentage des individus membres d'un ménage dont la dépense par tête est inférieure au seuil de pauvreté relative. En 2007, ce seuil a été de 3834 DH par personne et par an en milieu urbain et de 3569 DH par personne et par an en milieu rural. Voir <http://www.hcp.ma/glossary/Pauvrete-vulnerabilite-et-inegalite_gi2103.html?l=T#l_T> (dernière consultation le 27/12/2022).

[3] Voir <http://www.hcp.ma/Indices-de-la-pauvrete-vulnerabilite-et-inegalite-selon-le-milieu-de-residence-2014_a658.html> (dernière consultation le 27/12/2022).

[4] Le taux de vulnérabilité à la pauvreté est défini par le Haut-Commissariat au Plan (HCP) comme la proportion des individus dont la dépense annuelle moyenne par personne se situe entre le seuil de la pauvreté relative et 1,5 fois ce seuil. Voir <http://www.hcp.ma/glossary/Pauvrete-vulnerabilite-et-inegalite_gi2103.html?l=T#l_T>.

rural (19%)[1], entravent peu ou prou l'accès des femmes à des soins de santé reproductive de qualité, ce qui se répercute de juré ou de facto sur le taux de mortalité maternelle mais également néonatale. Dans ce cadre, une étude menée sur les dossiers hospitaliers de 294 décès néonataux survenus à la maternité du CHU Mohammed VI de Marrakech, durant la période allant du 1er janvier 2005 au 31 décembre 2006, a montré que sur 140 cas de décès parmi ces derniers, 106 avaient des parents dont le niveau socio-économique était bas soit 75%, 33 avaient des parents dont le niveau est moyen soit 23,6% et un seul cas dont les parents ont un niveau élevé soit 0,7%[2].

S'il est vrai dans ce cadre que certains soins en matière de médecine reproductive sont gratuits (soins prénatals, soins post-natals….) et que l'accès général des femmes aux soins de santé a été amélioré avec la mise en place du RAMED[3], il est par contre important

---

[1] Voir <http://www.hcp.ma/Indices-de-la-pauvrete-vulnerabilite-et-inegalite-selon-le-milieu-de-residence-2014_a658.html>.

[2] Rachidatou Compaoré, *Mortalité néonatale intrahospitalière au CHU Mohammed VI de Marrakech*, Thèse de Doctorat en médecine présentée en 2009 à la Faculté de Médecine et de Pharmacie de l'Université Cadi Ayyad de Marrakech, p. 17. Disponible en ligne sur <http://wd.fmpm.uca.ma/biblio/theses/annee-htm/FT/2009/these59-09.pdf> (dernière consultation le 27/12/2022).

[3] Le RAMED est un régime d'assistance médicale pour les démunis mis en place au Maroc en 2002 pour faire bénéficier de ses prestations les personnes ne disposant pas de ressources suffisantes pour faire face aux dépenses inhérentes aux soins.

de relever que la pauvreté se vérifie davantage dans « l'incapacité des femmes dans les milieux enclavés, notamment ruraux et montagneux, de se déplacer au centre de santé ou à l'hôpital le plus proche pour pouvoir recevoir les meilleurs soins ou accoucher dans les meilleures conditions, et ce en raison des coûts insupportables que peut engendrer un tel déplacement pour leurs ménages »[1]. À cet égard, des focus-groups qui ont été organisés en 2006 par des chercheurs auprès des femmes dans les trois vallées du grand Atlas (Azgour, Anougal et Imnane), relèvent que ces dernières sont conscientes que « l'hôpital est le lieu le plus sécurisé pour l'accouchement, mais préfèrent accoucher à domicile par des accoucheuses traditionnelles, en raison de l'insuffisance de moyens financiers, l'éloignement de la structure de santé et l'absence de leurs maris partis travailler en ville »[2].

Par ailleurs, le manque d'hygiène, la carence alimentaire ou la malnutrition que connaissent certaines femmes avant ou après leur accouchement, a un grand impact en termes de mortalité post-néonatale par exemple, comme le montre les résultats de

---

Voir <https://www.ramed.ma/(S(vznlvbz4idcnwals0lswujos))/fr /Commun/home.aspx> (dernière consultation le 27/12/2022).

[1] Karim Zaouaq, « Les femmes et l'accès aux soins de santé reproductive au Maroc », *L'Année du Maghreb [En ligne], op. cit.*

[2] Mariam Zouini, Fatima Zahra El Hamdani, Abdellatif Baali, Mohamed Cherkaoui et Patrice Vimard, « La morbidité maternelle chez les populations rurales et isolées au Maroc. L'apport d'un système d'observations conjointes pour une meilleure connaissance », *op. cit.*

l'enquête de santé (PAPFAM, 2003-2004), de laquelle il ressort que « le niveau de cette mortalité est presque multiplié par 5 lorsqu'on passe de la catégorie la plus aisée (5‰) à celle la moins bien lotie (24‰) »[1].

6-2- Les facteurs socio-culturels

Le poids de la culture patriarcale et des inégalités de genre hommes-femmes dans la société marocaine, constituent aussi autant de freins dont il faudrait délimiter les contours.

Selon le PNUD, la valeur de l'IDH féminin 2017 pour le Maroc est de 0,598, contre 0,713 pour les hommes, soit une valeur de 0,838 dans l'index du développement du genre (IDG[2]), ce qui place le Royaume loin derrière ses voisins maghrébins, la Tunisie et la Libye qui affichent respectivement des valeurs d'IDG de l'ordre de 0,897 et 0,929[3]. Corrélativement à l'IDG, le Royaume a affiché en 2017

---

[1] Abdel-Ilah Yaakoubd, « La dimension sociale de la santé au Maroc ». In : Abdelmounaim Aboussad, Mohamed Cherkaoui et Patrice Vimard (Eds), *Santé et vulnérabilité au Maroc*, Imprimerie et Papeterie El Watanya, Marrakech, 2010, p. 39.

[2] L'index du développement du genre qui est calculé pour 164 pays, reflète les disparités entre les hommes et les femmes en matière de développement humain, dans trois dimensions : santé, éducation et niveau de vie. Voir : CNDH, *État de l'égalité et de la parité au Maroc : Préserver et rendre effectifs les finalités et objectifs constitutionnels*, *op. cit.*, p. 5.

[3] PNUD, *Note de lecture de la mise à jour des statistiques du RMDH 2018 - Représentation du PNUD au Maroc, op. cit.*

une valeur de 0,48 dans l'Indice des inégalités du genre[1], ce qui le classe 119ème sur 160 pays[2].

D'après le PNUD, le Maroc se classe, en termes d'autonomisation des femmes, dans le tiers intermédiaire à l'échelle mondiale pour les indicateurs liés à la santé reproductive, la violence contre les femmes et les filles et la valorisation socio-économique[3].

Au Maroc, les inégalités de genre participent davantage d'une inégalité dans les rapports de genre hommes-femmes. En effet, l'impact qu'exercent les traditions et le milieu social et culturel sur la santé reproductive des femmes renvoie essentiellement aux « rapports sociaux de sexe, au statut des femmes au sein de la famille et à la question de leur autonomie »[4].

La hiérarchie dans les rapports de genre est ancrée même dans les normes sociales et celles du Code de la famille (Mudawwana) qui rendent la citoyenneté des femmes « dérivée de celle d'un homme, dans le sens

---

[1] L'Indice d'inégalité de genre mesure le déficit de progrès dans trois dimensions du développement humain : santé reproductive, autonomisation et marché du travail, résultant d'inégalités de genre. Voir : CNDH, *État de l'égalité et de la parité au Maroc : Préserver et rendre effectifs les finalités et objectifs constitutionnels*, *op. cit.*, p. 5.

[2] PNUD, *Note de lecture de la mise à jour des statistiques du RMDH 2018 - Représentation du PNUD au Maroc, op. cit.*

[3] *Ibid.*

[4] Malika Benradi, *Dynamique sociale et évolution des statuts des femmes au Maroc, Prospective « Maroc 2030 »*, Rapport élaboré pour le compte du Haut-Commissariat au Plan, Décembre 2006, p. 69.

où elle est considérée en fonction de son rôle social de mère, épouse, fille et sœur »[1].

L'inégalité des rapports de genre s'observe dans ce cadre au sein des couples mariés, en ce sens que des hommes refusent par exemple que leur épouse soit soignée par un médecin ou infirmier homme[2], de même que les femmes en milieu rural « ne peuvent aller accoucher dans une maternité qu'après avoir reçu l'aval de leur mari, seul habilité à prendre les décisions, conformément aux normes de genre qui veulent que le pouvoir de décision soit masculin dans le monde rural marocain »[3]. Ces normes se manifestent également dans le milieu urbain au Maroc comme le montre les résultats d'entretiens semi-directs menés en 2006-2007 par des chercheurs auprès de plusieurs femmes résidant à la capitale Rabat et se soumettant à un certain « primat du plaisir sexuel masculin »[4]. Ainsi, « une

---

[1] Mounira Maya Charrad, *States and Women's Rights: The Making of Postcolonial Tunisia, Algeria and Morocco*, University of California Press, Berkeley, 2001, p. 233. Cité in: Sara Borrillo, « Égalité de genre au Maroc après 2011 ? Les droits sexuels et reproductifs au centre des récentes luttes de reconnaissance », in : Anna Maria Di Tolla & Ersilia Francesca (eds.), *Emerging Actors in Post- Revolutionary North Africa. Gender Mobility and Social Activism*, STUDI MAGREBINI, Università di Napoli L'Orientale", Napoli 2017, p. 395.

[2] CESE, *Les soins de santé de base : Vers un accès équitable et généralisé, op. cit.*, p. 45.

[3] Karim Zaouaq, « Les femmes et l'accès aux soins de santé reproductive au Maroc », *L'Année du Maghreb* [En ligne], *op. cit.*

[4] Nathalie Bajos et al., « Tensions normatives et rapport des femmes à la contraception dans 4 pays africains », *Population* 2013/1 (Vol. 68), pp. 25-26.

femme marocaine nommée Sofia, âgée de 26 ans, ayant suivi des études supérieures, travaillant comme cadre au ministère de la Justice et mariée à un homme universitaire dont elle a deux enfants, affirme utiliser la méthode contraceptive des dates, mais se retrouve enceinte sans le vouloir, en raison de son souci de répondre aux attentes sexuelles de son mari qui n'a pas respecté les périodes d'abstinence »[1].

Cette inégalité se manifeste plus dans les mariages précoces de filles mineures[2] où les écarts d'âge entre ces dernières et leurs conjoints créent clairement des relations de pouvoir inégales dans ces couples, ce qui fait que les maris ont « un contrôle total sur les relations sexuelles et la prise de décision »[3]. Les mariages précoces conditionnent aussi le statut de ces jeunes filles mineures qui sont socialement dans l'obligation de ne pas remettre en question l'autorité de leur mari, ce qui en résulte qu' « elles sont souvent incapables d'utiliser la contraception ou de planifier

---

[1] *Ibid.*

[2] En 2011, 46.927 mariages de mineurs (soit 12% des mariages enregistrés à cette période) et qui concernent à 99% des filles, ont été autorisés par des juges.
Voir : Statistiques des activités des sections de la justice de la famille. Ministère de la Justice et des Libertés, 2011. Citées in : CESE, *Les soins de santé de base : Vers un accès équitable et généralisé*, *op. cit.*, p. 49.

[3] Saranga Jain, Kathleen Kurz, *New Insights on Preventing Child Marriage. A Global Analysis of Factors and Programs*. Washington DC: International Center for Research on Women, 2007. Cité in: Alexia Sabbe et al., « Determinants of child and forced marriage in Morocco: stakeholder perspectives on health, policies and human rights », *BMC International Health and Human Rights*, 2013, 13:43.

leur famille »[1]. Ces mariages précoces ne sont pas sans risque pour la santé des filles mineures, étant donné que les mères qui ont moins de 18 ans, connaissent généralement des « taux de mortalité maternelle plus élevés et un risque plus élevé d'hémorragie post-partum et de septicémie »[2].

Parmi les autres manifestations des inégalités de genre et de rapports de force homme-femme dans le contexte marocain, figurent les violences liées au genre durant les grossesses. Ces actes de violence dont souffrent plus les jeunes femmes mariées âgées de 18 à 24 ans[3], entrainent plusieurs problèmes touchant la santé reproductive, dont « le retard des soins prénataux, les infections sexuellement transmissibles (IST), les infections vaginales et cervicales, les fausses couches et avortements et la souffrance fœtale »[4].

Les rapports inégalitaires hommes-femmes se posent aussi avec acuité en ce qui concerne les femmes qui accouchent hors mariage. En effet, les grossesses hors mariage ne résultent pas du manque

---

[1] Alexia Sabbe et al., *ibid.*

[2] Nawal M. Nour, Child marriage: a silent health and human rights issue. *Reviews in Obstetrics & Gynecology* 2009, 2(1):51–56. Voir aussi : Nawal M. Nour, Health consequences of child marriage in Africa. *Emerging Infectious Diseases* 2006, 12(11):1644–1649.

[3] Haut-Commissariat au Plan, *Enquête Nationale sur la Prévalence de la violence à l'Egard des Femmes*, Rabat, 2011.

[4] Mary Ellsberg, Lori Heise, *Researching Violence Against Women. A Practical Guide for Researchers and Activists.* Washington DC: World Health Organization, PATH, 2005. Cité in: Alexia Sabbe et al., «Determinants of child and forced marriage in Morocco: stakeholder perspectives on health, policies and human rights », *op. cit.*

d'information, ni même de l'indisponibilité des contraceptifs, mais elles adviennent davantage à cause de l'impossibilité pour les femmes de « négocier leurs relations sexuelles et/ou les méthodes contraceptives qui jouent un rôle dans leurs grossesses hors-mariage, dans des relations plus ou moins stables »[1]. Bien que des moyens contraceptifs soient disponibles dans les centres de santé publics et les locaux des ONG (comme l'Association marocaine pour le planning familial), les femmes non mariées peuvent ne pas se sentir socialement en sécurité pour accéder à ces lieux[2].

Les grossesses hors mariage sont liées à certaines considérations et croyances sociales non fondées chez de nombreuses femmes marocaines. C'est ainsi que parfois « l'incertitude concernant l'évolution de la relation contribue à inciter les jeunes femmes à penser qu'une grossesse pourrait aboutir à un mariage »[3], alors que dans d'autres cas ce sont les fausses promesses de mariage faites par les hommes qui sont le point de départ des grossesses hors mariage[4]. Des fois, des

---

[1] Irene Capelli, « Les enjeux et les déclinaisons de la notion de «santé sexuelle et reproductive » au Maroc. Réflexions à partir du cas des grossesses hors mariage », *L'Année du Maghreb* [En ligne], *op. cit.*

[2] Irene Capelli, « Non-marital Pregnancies and Unmarried Women's Search for Illegal Abortion in Morocco », *Health and Human Rights Journal*, Volume 21, Number 2, December 2019, p. 37.

[3] Irene Capelli, « Les enjeux et les déclinaisons de la notion de «santé sexuelle et reproductive » au Maroc. Réflexions à partir du cas des grossesses hors mariage », *op. cit.*

[4] Soumia Namaane-Guessous, *Grossesses de la honte : étude sur les filles-mères et leurs enfants au Maroc*, Ed. Afrique orient, Casablanca, 2011.

femmes refusent d'utiliser le préservatif pour qu'elles ne soient pas confondues avec les professionnelles du sexe[1]. Dans d'autres cas, « certaines femmes craignent que les contraceptifs hormonaux puissent compromettre leur fertilité et préfèrent défier le hasard, alors que le prolongement du célibat pourrait – en lui-même – reporter voire empêcher la maternité »[2].

De plus, les grossesses hors mariages résultent indirectement des représentations sociales que se fait la société marocaine des relations sexuelles hors mariage. Ce genre de relations constitue un tabou qui « laisse peu de place à l'information des jeunes filles et ne leur permet pas de s'épanouir, et ce faisant, il augmente le risque de tomber enceinte »[3].

Un autre exemple du poids des résistances sociales se retrouve dans le cas des jeunes femmes célibataires qui vivent un célibat prolongé et ont des rapports sexuels de plus en plus précoces, et qui sont des fois sujettes « aux actions répressives et aux discours moralisateurs des professionnels de santé qui se posent en tant que gardiens de l'ordre social et moral »[4]. A

---

[1] Irene Capelli, « Les enjeux et les déclinaisons de la notion de «santé sexuelle et reproductive » au Maroc. Réflexions à partir du cas des grossesses hors mariage », *op. cit.*

[2] *Ibid.*

[3] Soumia Namaane-Guessous, *Grossesses de la honte : étude sur les filles-mères et leurs enfants au Maroc*, *op. cit.*, p. 65.

[4] Irene Maffi, Daniel Delanoë et Selma Hajri, « La santé sexuelle et reproductive, champ d'exercice et d'affrontement des dominations de genre et de classe », *L'Année du Maghreb* [En ligne], 17 | 2017, mis en ligne le 16 novembre 2017, consulté le 25 juin 2022. URL : http://journals.openedition.org/anneemaghreb/3147 ; DOI : https://doi.org/10.4000/anneemaghreb.3147

noter qu'en 2015, l'âge moyen du premier rapport sexuel s'estimait à 17,8 ans chez les filles, et qu'une période de 8 ans s'écoule entre le premier rapport sexuel et le mariage chez ces dernières[1].

Certaines femmes démunies et vulnérables de leur état imaginent encore aujourd'hui les enfants comme « un investissement économique qui aura un meilleur "retour" plus tard dans la vie »[2], ce qui traduit le lien entre le nombre des enfants et le taux de fécondité d'une part et le statut social et l'identité des femmes marocaines d'autre part[3]. Pour ces femmes, « avoir plusieurs enfants augmente les chances d'être pris en charge dans la vieillesse »[4].

Au-delà de ces différentes barrières, force est de constater que l'attitude sociale des femmes marocaines vis-à-vis de leur santé reproductive a néanmoins évolué, à telle enseigne que 78% des femmes mariées ont manifesté, en 2011, leur volonté d'éviter une grossesse, dont 67 % ont recours à la planification

---

[1] UNFPA, *Droits et accès universel à la santé sexuelle et reproductive*, *op. cit.*

[2] Cortney Hughes Rinker, « Problematizing Neoliberalism and Development: Creating Citizens (and Future Citizens) through Reproduction and Childrearing in Morocco », *Hespéris-Tamuda* LV (4) (2020), p. 166.

[3] Rahma Bourqia, « Women, Uncertainty, and Reproduction in Morocco », in: *Family, Gender, and Population in the Middle East: Policies in Context*, ed. Carla Makhlouf Obermeyer (Cairo: The American University of Cairo Press, 1995), 136-46.

[4] Cortney Hughes Rinker, « Problematizing Neoliberalism and Development: Creating Citizens (and Future Citizens) through Reproduction and Childrearing in Morocco », *op. cit.,* p. 166.

familiale, tandis que les 11 % restants déclarent avoir des besoins qui ne sont pas satisfaits[1].

6-3- Le facteur éducatif

Le faible niveau d'instruction des femmes, leur manque de sensibilisation et d'information constituent des barrières freinant la réalisation effective des droits des femmes en matière de santé reproductive.

La variable du niveau d'éducation et de connaissances culturelles qui désigne le niveau d'accessibilité des individus aux connaissances et savoir-faire nécessaires qui leur permettront de prendre leurs places respectives à l'intérieur d'un groupe[2], détermine bien le statut des femmes au sein de la communauté et de leur ménage, ainsi que leur perception de la santé et de ses différents enjeux. Ainsi, la chercheure Shobana Raghupathy (1996) a bien démontré, en étudiant le cas de la Thaïlande, l'existence d'un lien entre l'analphabétisme et la santé, plus spécifiquement entre le niveau d'instruction des femmes et la mortalité infanto-juvénile et maternelle ainsi que l'accès fréquent des femmes instruites aux soins de santé reproductive[3], tandis que « McCaw-Binns et al. (1995) et Wong et al. (1987) font ressortir

---

[1] Farzaneh Roudi-Fahimi, Ahmed Abdul Monem, Lori Ashford, and Maha El-Adawy, *Women's Need for Family Planning in Arab Countries*, UNFPA/Arab States Regional Office, July 2012, p. 2.

[2] Anna-Maria Lammel, « Fonctionnements cognitifs et connaissances culturelles », *Journal des anthropologues,* n°70, 1997, pp. 113-124.

[3] Shobana Raghupathy, « Education and the use of maternal health care in Thailand », *Social Science & Medicine*, Vol 43, Issue 4, September 1996, pp. 459-471.

un effet positif de l'éducation de la mère seulement sur le recours aux soins prénataux »[1].

Au Maroc, l'enquête nationale sur la population et la santé familiale réalisée en 2018 a démontré à titre d'exemple, à partir d'un échantillon de femmes non célibataires âgées de 20 à 49 ans qui se sont mariées pour la première fois avant l'âge de 18 ans (13312 femmes réparties sur l'ensemble des régions du Royaume) que la proportion de celles qui ont contracté le mariage avant l'âge de la majorité 18 ans, est plus élevée chez les femmes sans aucun certificat scolaire (22,8%) et les femmes ayant un niveau d'études fondamental (13,9%)[2].

En matière de planification familiale, Ahmed Akhchichen note qu' « au même âge de 18 ans, les jeunes filles rurales non scolarisées reproduisent le même comportement que les mères, les mêmes représentations sur la planification familiale »[3].

Au Maroc, le facteur central qui affecte la santé reproductive des femmes est celui du manque de programmes d'information et de sensibilisation qui leur sont adressés en la matière, combiné à leur taux d'analphabétisme atteignant les 41% contre 22% pour

---

[1] Gnanderman Sirpe, « Les déterminants du recours aux soins de santé prénataux au Burkina Faso », *op. cit.*, p. 33.

[2] Ministère de la Santé, *Enquête nationale sur la population et la santé familiale (ENPSF 2018), op. cit.*, p. 48.

[3] Ahmed Akhchichen, « Les Hommes et la planification familiale au Maroc. Du côté des « oubliés », MSP/USAID, Octobre 1998. Cité in : Hind Filali, « Approches qualitatives en santé reproductive », in : *IV- santé en matière de reproduction, morbidité et mortalité*, Haut-commissariat au Plan, p. 225-258.

les hommes[1]. Les acteurs impliqués directement ou indirectement dans cette œuvre d'information et d'éducation ne jouent pas leur rôle de façon correcte. C'est ainsi qu'excepté certaines connaissances rudimentaires présentes dans 14 manuels des Sciences de la vie et de la terre dispensés à tous les niveaux surtout secondaire collégial et secondaire qualifiant[2], l'école marocaine n'a guère mis de programmes d'éducation sexuelle et reproductive de qualité permettant aux enfants dont ceux de sexe féminin de se sensibiliser davantage sur les représentations et le fonctionnement de leur appareil reproducteur de leur jeune âge jusqu'à leur puberté et âge adulte. Ceci se répercute sur les connaissances des jeunes en matière de santé reproductive dont celle contraceptive, comme le démontre les résultats de l'enquête nationale à indicateurs multiples et santé des jeunes réalisée en 2006-2007 par le ministère de la santé, selon lesquels « un peu plus d'une jeune sur deux (52%) a déclaré que l'apparition des signes de puberté tels les règles ou le développement de la poitrine, a constitué pour elles un choc ou s'est traduite par une certaine peur comme elle a constitué pour 13% d'entre elles un certain embarras »[3], et que « 15% des jeunes ne connaissent

---

[1] Ministère de l'Économie et des Finances, *Tableau de bord social*, juillet 2016, p. IX. Disponible en ligne sur <https://www.finances.gov.ma/Publication/depf/2016/TB%20social%202016.pdf> (dernière consultation le 11/01/2022).

[2] Zouhair Gassim, « Genre et éducation sexuelle dans le système éducatif Marocain », *Kohl : a journal for body and gender research*, Vol.1, No.2, Winter 2015, p. 99.

[3] El Arbi Housni, « Connaissance de la contraception et préparation au rôle reproductif ». In : Ministère de la

aucune méthode contraceptive, avec un taux plus élevé chez les jeunes pauvres, du milieu rural ou sans éducation »[1].

6-4- Le facteur religieux

Les normes religieuses sont d'une grande influence en matière de santé reproductive et représentent des fois un facteur de blocage, notamment en ce qui concerne la question de l'avortement. En Islam, la vie du fœtus, comme la vie humaine, est considérée comme sacrée et doit être préservée dans la mesure du possible. Une exception est admise par certains crédos qui reconnaissent que le fœtus n'est pas considéré comme une personne humaine avant les 120 jours de son développement et qu'au-delà de cette limite, l'avortement est prohibé et sera considéré comme un infanticide. Cette limite n'est qu'une exception et ne fait pas l'unanimité chez les jurisconsultes musulmans, dont la plupart s'accordent autour de la règle selon laquelle l'avortement devrait être interdit.

De plus et d'après l'ENPSF de 2018, le facteur religieux a été évoqué par 5,8% des femmes mariées interrogées (rural : 7,6% et urbain : 4,7%) comme une raison qui justifie leur intention de ne pas utiliser la contraception dans l'avenir[2].

7- Les barrières juridico-institutionnelles

Au Maroc, les restrictions posées par le Code pénal en matière d'accès à l'avortement constituent au même titre que la pénalisation des relations sexuelles hors

santé, *Enquête Nationale à Indicateurs Multiples et Santé des Jeunes (ENIMSJ, 2006-2007)*, Janvier 2008, Rabat, p. 99.

[1] *Ibid.*, p. 96.

[2] Ministère de la Santé, *Enquête Nationale sur la Population et la Santé Familiale (ENPSF) – 2018, op. cit.*, p. 73.

mariage, un facteur qui limite davantage l'accessibilité et la disponibilité des services de santé reproductive pour les jeunes femmes, notamment les mères célibataires.

De même, il est déplorable que les mariages de mineurs soient toujours autorisés par les juges en vertu de l'art. 20 de la Moudawana. Les grossesses précoces qui résultent de ces mariages présentent souvent un risque accru de mortalité infantile et maternelle.

En outre, le Royaume s'est doté de la loi n°103.13 relative à la lutte contre la violence à l'égard des femmes pour promouvoir les droits des femmes. Mais cette dernière demeure incomplète, dans la mesure où « elle n'a pas défini le viol de manière conforme au droit et aux normes internationales »[1], de même qu'elle n'a pas criminalisé le mariage précoce de jeunes filles.

Au niveau institutionnel, un manque de coordination effective est à déplorer « entre les différents niveaux de soins et ce malgré un processus de déconcentration engagé depuis 2008 »[2]. De plus, les organisations de la société civile telles l'AMPF, la Fondation Lalla Selma, l'AMLAC et l'ALCS « apportent une contribution

---

[1] Noémie Grégoire, « Lutte contre les violences faites aux femmes au Maroc : un difficile travail de sensibilisation et de transformation pour briser les tabous », *Youmanity*, publié le 15 avril 2021. Disponible en ligne sur <https://www.youmanity.org/lutte-contre-les-violences-faites-aux-femmes-au-maroc-un-difficile-travail-de-sensibilisation-et-de-transformation-pour-briser-les-tabous/> (dernière consultation le 11/01/2022).

[2] AMPF, *Synthèse de la mise en œuvre par le Maroc des recommandations de l'EPU relative à la situation des droits à la santé sexuelle et reproductive*, *op. cit.*, p. 7.

active aux politiques et programmes de la santé publique en général et à ceux de la santé reproductive en particulier, mais l'impact de leurs actions n'est pas évalué à sa juste mesure, et leur contribution effective ne ressort pas dans les rapports officiels »[1].

8- Le poids des discriminations et de la stigmatisation

Bien que des politiques de planification familiale et des programmes de contraception aient été adoptées au Maroc depuis la fin des années 1960, elles ont néanmoins ciblé en priorité les femmes mariées et ont exclu les femmes célibataires, renvoyant celles-ci à « une sexualité clandestine »[2].

De leur part, les mères célibataires au Maroc sont « exclues de la protection sociale et sanitaire en tant que groupe spécifique et fortement discriminées dans les structures sanitaires »[3]. Selon une étude menée par l'association Insaf au cours de la période 2003-2009 et intitulée « Le Maroc des mères célibataires », 90% des 210.343 femmes ayant eu, durant cette période, des enfants en dehors des liens du mariage, ont été « exclues, dès leur grossesse, de leur milieu familial et social, et sont exposées avec leurs enfants à l'exploitation et aux violences, les amenant souvent à

---

[1] *Ibid.*

[2] Mounira Maya Charrad, *States and Women's Rights: The Making of Postcolonial Tunisia, Algeria and Morocco*, *op. cit.*

[3] Irene Maffi, Daniel Delanoë et Selma Hajri, « La santé sexuelle et reproductive, champ d'exercice et d'affrontement des dominations de genre et de classe », *op. cit.*

l'abandon de leur enfant ou, parfois même, au suicide ou à l'infanticide »[1].

La stigmatisation constitue aussi un problème grave qui touche non seulement les mères célibataires, mais aussi les personnes souffrant d'infertilité, comme le montre une étude qui a été menée par un groupe de chercheurs dans le centre public de fertilité relevant de l'un des hôpitaux du Centre hospitalier universitaire Mohamed V[2]. Les personnes interrogées qui sont des couples infertiles ayant visité le centre durant la période 2017-octobre 2018, ont mis l'accent sur la nécessité de sensibiliser la société marocaine sur le problème de la stigmatisation négative de l'infertilité et sur la nécessité d'éduquer les jeunes sur les aspects liés à ce problème[3].

Cette stigmatisation handicape davantage l'accès des travailleuses de sexe aux services de santé reproductive.

9- Une éducation insuffisante à la santé sexuelle et reproductive

Au Maroc, l'éducation sexuelle et reproductive n'est pas institutionnalisée et il n'existe pas de structures dédiées à l'information, la communication et l'éducation sexuelle et reproductive, surtout vis-à-vis

---

[1] CNDH, *État de l'égalité et de la parité au Maroc : Préserver et rendre effectifs les finalités et objectifs constitutionnels*, *op. cit.*, p. 72.

[2] Asmaa Zaidouni et al., « What are the needs of infertile Moroccan couples in Assisted Reproductive Technology? : Exploratory qualitative study in the first fertility public center in Morocco », *Bangladesh Journal of Medical Science*, Vol. 19, No. 04, October 2020, p. 698.

[3] *Ibid.*, p. 701.

des jeunes, ce qui empire les problèmes qui surviennent aux femmes en raison des mariages précoces, des grossesses non désirées et des actes de violence sexuelle dont elles sont victimes.

Selon une étude de l'UNFPA, « 53% des filles ont déclaré avoir été choquées à l'apparition de leurs premières règles, de même qu'un grand nombre d'entre elles ne connaissent aucun moyen de contraception avec un taux beaucoup plus élevé chez celles pauvres, issues du milieu rural ou sans éducation »[1].

Quel que soit leur âge, origine ou expériences personnelles, un dénominateur commun est à la base d'un grand nombre des grossesses hors mariage, à savoir celui du manque d'éducation sexuelle et la mauvaise connaissance du corps féminin[2].

---

[1] UNFPA, *Droits et accès universel à la santé sexuelle et reproductive*, *op. cit.*

[2] Soumia Namaane-Guessous, *Grossesses de la honte : étude sur les filles-mères et leurs enfants au Maroc*, *op. cit.*, p. 65.

IV- La santé reproductive des femmes au Maroc : Recommandations pour une meilleure intégration de l'approche basée sur les droits humains

Pour parvenir à une mise en œuvre effective des droits des femmes en matière de santé reproductive au Maroc, il est primordial de privilégier une approche basée sur les droits humains et l'intégrer dans les différentes stratégies, politiques et mesures entreprises dans ce domaine.

L'intégration de cette approche passe entre autres par une autonomisation des femmes, l'accès de ces dernières à des soins de santé abordables et de qualité, l'extension du droit à l'avortement, la prévention des grossesses non désirées et précoces, le développement du capital humain et l'amélioration des conditions de travail, et l'opérationnalisation du réseau des ESSB.

1- Favoriser l'autonomisation des femmes et garantir leurs droits

La préservation de la santé reproductive des femmes passe inéluctablement par le renforcement de leur autonomie tant sur le plan médical, qu'au niveau économique, social et culturel.

Sur le plan médical, l'autonomie des femmes suppose leur auto-détermination et un accès facile, non discriminatoire et en toute indépendance, aux moyens contraceptifs auto-administrés en vente libre, ce qui leur permettra de contrôler leur corps, leur fertilité et leur procréation « sans avoir à se justifier ou à être confrontées à des mentalités patriarcales discriminantes »[1].

Cette autonomisation procréative passe inéluctablement par une autonomisation économique des femmes et une augmentation de leur niveau d'éducation. L'ENPSF de 2018 a montré que le recours aux méthodes contraceptives modernes, notamment le DIU « augmente nettement chez les femmes qui travaillent et que son utilisation est plus répandue chez les femmes avec un niveau d'instruction secondaire et plus et chez celles appartenant aux quintiles de bien-être moyen ou aisé »[2].

Pour contrecarrer les discriminations et la culture de stigmatisation entourant la sexualité des femmes et de facto leur vie reproductive, les politiques publiques en matière de planification reproductive ne doivent pas cibler les femmes mariées uniquement, mais doivent s'étendre aussi aux femmes célibataires, dont l'activité sexuelle commence à un âge précoce et se déroule en dehors du cadre matrimonial légal. Ceci interpelle toutes les campagnes de communication et de promotion des moyens contraceptifs, lesquelles devraient se focaliser sur toutes les femmes, indépendamment de leur âge ou situation familiale.

---

[1] ONU Femmes, *Allocution de Madame Leila Rhiwi, représentante de l'ONU Femmes, Bureau multi-pays pour Maroc*. Lancement et adoption des recommandations de l'OMS sur les soins auto-administrés pour la santé sexuelle et reproductive au Maroc, 16 septembre 2019, CNONM.

[2] Ministère de la Santé, *Enquête Nationale sur la Population et la Santé Familiale (ENPSF) – 2018, op. cit.*, p. 66.

2- Garantir l'accès à des soins de santé reproductive abordables et de qualité

Compte tenu du fait que les deux tiers des décès maternels et néonataux surviennent après l'accouchement, la consultation post natale demeure l'un des moyens les plus importants pour réduire la mortalité maternelle et néonatale[1]. De ce fait, les nouvelles mères devraient bénéficier au Maroc de la consultation post natale à trois stades consécutifs : juste après l'accouchement, 8 jours après l'accouchement et vers le 40ème jour après l'accouchement[2].

En termes d'accès aux traitements reproductifs, il y a lieu d'« intégrer les produits/médicaments essentiels à la santé de la mère, de l'enfant et de l'adolescent aux listes nationales des médicaments essentiels et veiller à leur approvisionnement à tous les niveaux du système de la santé »[3].

Par ailleurs, pour lutter contre les avortements clandestins et les risques d'infanticide ou d'abandon des enfants, l'accès des femmes célibataires à un accouchement sûr et assisté par un personnel qualifié, devrait être favorisé. Pour cela, il faudrait « apporter un amendement au Code de la famille dans le sens de permettre à la mère célibataire de transmettre son nom à son enfant et réamender l'article 490 du Code pénal

---

[1] Noureddine Elkhoudri, Abdellatif Baali, Hakima Amor, « Postnatal Care: Levels and Determinants in Morocco », *op. cit.*, p. 242.

[2] *Ibid.*

[3] AMPF, *Synthèse de la mise en œuvre par le Maroc des recommandations de l'EPU relative à la situation des droits à la santé sexuelle et reproductive*, *op. cit.*, p. 9.

dans le sens de garantir une immunité au profit de la mère célibataire »[1].

3- Étendre le droit à l'avortement

Selon l'OMS, « les lois interdisant l'avortement n'en diminuent pas l'incidence, alors qu'en revanche, les services de planning familial et l'avortement médicalisé sont susceptibles de diminuer l'incidence de l'avortement »[2]. Ce faisant, il est aujourd'hui nécessaire d'étendre le droit à l'avortement qui n'est autorisé au Maroc que dans des situations très limitées.

En 2015, la voie vers une extension du droit à l'avortement a été pavée suite au communiqué royal publié en mai 2015, ayant recommandé d'autoriser l'avortement pour des grossesses résultant d'un viol, de l'inceste, ou menaçant le fœtus de « graves malformations et de maladies incurables ». Ces nouvelles possibilités d'avortement ont été prévues dans le projet de loi No. 10-16 portant modification du Code pénal, ayant été adopté en juin 2016 par le Conseil de gouvernement, puis soumis au Parlement. De même, le Parti du progrès et du socialisme (PPS) a déposé en avril 2018 une proposition de loi visant à amender le Code pénal en vue de la légalisation de l'avortement pour des motifs plus avancés que ceux proposés par le Projet de loi. Mais à ce jour ni le projet de loi en question ni la proposition de loi n'ont pu être approuvés et édictés.

---

[1] *Ibid.*, p. 10.

[2] OMS, *Global and regional estimates of incidence of unsafe abortion*, 2013. Cité in : CESE, *Les soins de santé de base : Vers un accès équitable et généralisé*, *op. cit.*, p. 49.

L'extension du droit à l'avortement ne devra pas se limiter aux cas précités, mais devrait aussi couvrir les situations où le droit à la santé des femmes se trouve menacé. Cela permettra une réelle libéralisation du droit à l'avortement et ouvrira la porte à une prise en considération de la santé dans son acception extensive, à savoir le bien-être mental, social, et physique[1].

La libéralisation de l'avortement devrait être accompagnée par une politique de sensibilisation visant à assurer un changement d'attitude qui favorise l'accès aux services d'avortement. Ce changement est d'une grande importance, étant donné que « les perceptions sociales sur les relations sexuelles avant le mariage constituent des obstacles à la fourniture de services de santé sexuelle et reproductive adéquats, y compris l'accès aux services d'avortement sans risque »[2].

4- Prévenir les grossesses non désirées et les grossesses précoces

La prévention des grossesses non désirées permettra de réduire le nombre des avortements clandestins. Elle passe avant tout par la planification familiale et l'éducation sexuelle complète des jeunes et adolescents.

---

[1] Conformément à la définition attribuée par l'OMS en 2003 au terme « santé ».

[2] Moroccan Family Planning Association (MFPA) and Asian-Pacific Resource and Research Centre for Women (ARROW), *Religious Fundamentalism and Access to Safe Abortion Services in Morocco*, National Report on Building New Constituencies for Women's SRHR: Interlinkages Between Religion and SRHR, 2016, Rabat, p. 28.

En matière d'éducation sexuelle, il est nécessaire de « mettre en place, en collaboration avec les acteurs de la société civile (démarche participative telle que consacrée par l'article 12 de la Constitution), une stratégie nationale inclusive d'éducation sexuelle et de reproduction »[1].

La prévention des grossesses non désirées peut être favorisée par une meilleure disponibilité des moyens contraceptifs modernes. C'est pour cela qu'il faudrait « élargir et faciliter l'accès universel à la contraception notamment de longue durée, y compris la contraception d'urgence »[2].

De leur part, les grossesses précoces qui résultent souvent des mariages de mineurs et dont découle un risque élevé de mortalité infantile et maternelle, peuvent être évitées si le législateur marocain abroge l'article 20 de la Moudouwana qui habilite le juge à autoriser, sans appel possible, le mariage des mineurs avant l'âge légal de 18 ans.

5- Combler le déficit en ressources humaines qualifiées

Estimé à plus de 4.371, le nombre des sage-femmes au Maroc demeure en deçà des besoins et des attentes, surtout que les fonctions que ces dernières assurent sont multiples et couvrent tant « la planification familiale, la sensibilisation de la femme enceinte, la surveillance de la grossesse, que la pratique de l'accouchement, la prévention des complications lors

[1] AMPF, *Synthèse de la mise en œuvre par le Maroc des recommandations de l'EPU relative à la situation des droits à la santé sexuelle et reproductive*, *op. cit.*, p. 9.
[2] *Ibid.*

de la grossesse et de l'accouchement, et la participation active dans la prise en charge médicale des mères et des nouveaux nés »[1].

Pour ce qui concerne l'effectif des médecins gynéco-obstétriciens dont le nombre est insuffisant, il serait nécessaire de « créer la spécialité de médecins obstétriciens, formés en deux à trois ans, comme c'est le cas dans certains pays d'Amérique Latine et l'Indonésie qui ont mis en œuvre une réforme de cette nature, ce qui leur a permis de réduire le taux de mortalité maternelle et néo-natale de façon considérable »[2].

6- Prévoir des incitations au profit des professionnels de santé et améliorer leurs conditions de travail

Les incitations dont l'impact sur la productivité des professionnels de santé est fort palpable, doivent être prévues en vue de stimuler et augmenter la productivité du personnel de santé, notamment les médecins, les sage-femmes et le personnel paramédical affecté aux zones enclavées dans le milieu rural au Maroc.

Les mesures qui peuvent être envisagées pour motiver le personnel médical et paramédical dans les zones rurales enclavées, consisteront, à titre d'exemple, à « mettre à disposition de ces derniers des logements de fonction ; à prendre en charge leurs frais de déplacements ; à revaloriser les primes

---

[1] Nabil Laarousi, « Sages-femmes au Maroc, un métier indispensable mais précarisé », *op. cit.*

[2] CESE, *Les soins de santé de base : Vers un accès équitable et généralisé*, *op. cit.*, p. 33.

d'éloignement et de zones qui leur sont accordées et à assurer leur sécurité »[1].

Ces incitations sont d'une grande importance surtout pour les médecins généralistes en poste aux ESSB en milieu rural, lesquels cherchent souvent à passer le concours d'accès aux spécialités, afin de pouvoir quitter leur poste et fuir les mauvaises conditions de travail dans le milieu rural qui leur offre peu de perspectives d'épanouissement personnel et familial[2]. De ce fait, il est important d'intégrer ces médecins dans le système de soins dans les zones rurales, « selon une véritable approche participative fondée sur la négociation, la définition de missions claires limitées dans le temps, ainsi que la mise en œuvre de mesures incitatives »[3].

En outre, il y a lieu d'améliorer les conditions de travail des médecins et des infirmiers, notamment ceux intervenant en matière de santé reproductive, en les déchargeant des tâches administratives qu'ils sont souvent appelés à accomplir, et ce pour leur permettre de se consacrer aux activités de soins, de prévention et d'éducation sanitaire. Pour ce faire, il faudrait « recruter des cadres intermédiaires parmi les lauréats des divers Instituts de techniques appliquées (ITA) et les affecter, dans un premier temps, dans les centres de santé des grandes agglomérations urbaines et rurales »[4].

---

[1] *Ibid.*, p. 74.
[2] *Ibid.*, p. 32.
[3] *Ibid.*
[4] *Ibid.*, p. 75.

7- Opérationnaliser et développer le réseau des établissements de soins de santé de base (ESSB)

Destinés à « prodiguer des soins et des services équitables et de qualité pour répondre aux besoins essentiels en matière de santé d'une communauté définie sur une base géographique »[1], les soins de santé de base comprennent des soins qui sont de nature à garantir le droit des femmes à la protection de la santé et à des soins de santé de qualité. Tels que définis par l'OMS dans la Déclaration d'Alma Ata sur les soins de santé primaires de 1978 à laquelle le Royaume a adhéré, ces soins[2] comprennent l'éducation pour la santé, la protection maternelle et infantile y compris la planification familiale, la promotion de bonnes conditions alimentaires et nutritionnelles, la vaccination contre les grandes maladies infectieuses, la prévention et le contrôle des endémies locales, le traitement des maladies et lésions courantes et la fourniture de médicaments essentiels.

C'est dans cette optique que le ministère de la santé a mis en place un réseau des établissements de soins de santé de base (ESSB), qu'il faudrait néanmoins élargir et développer au vu de leur rôle important dans l'accès des femmes aux soins de santé et l'amélioration de leur santé reproductive. Ces établissements qui se situent

---

[1] *Ibid.*, p. 20.

[2] Au lieu de la notion « soins primaires », le ministère de la santé a adopté l'expression « soins de base ». Ce choix est délibéré et vise à « faire diffuser le concept parmi les pouvoirs publics en évitant d'utiliser le qualificatif primaire qui aurait pu être interprété dans le sens de primitif, rudimentaire, sommaire ». Voir : CESE, *Les soins de santé de base : Vers un accès équitable et généralisé*, *ibid.*

dans les centres de santé, représentent « la première interface entre la population et le système de soins »[1]. En effet, « c'est à travers ce réseau que se développe la stratégie de couverture de la population par les services de santé de base : promotion de la santé, prévention, soins curatifs essentiels »[2]. Plus spécifiquement, les soins qui sont dispensés dans ces établissements de soins de santé de base incluent les soins préventifs, les soins curatifs essentiels, les soins d'urgence de premier niveau et les accouchements, ainsi que des services axés sur la promotion de la santé[3].

Mais avant tout élargissement du réseau des ESSB, il est nécessaire aujourd'hui d'opérationnaliser les établissements en place et d'améliorer leur gouvernance, en les dotant de ressources humaines qualifiées et d'un budget suffisant, voire en regroupant le personnel des établissements qui sont peu fréquentés, en un seul centre de santé intégré qui disposerait de « plus de ressources humaines, de moyens de diagnostic et de traitement »[4], sachant bien que « 143 centres de santé sont actuellement fermés, et qu'un certain nombre sont très peu fréquentés »[5].

---

[1] CESE, *ibid.*

[2] L'Offre de soins au Maroc. Ministère de la Santé, 2007. Voir : *ibid.*

[3] CESE, *Les soins de santé de base : Vers un accès équitable et généralisé*, *op. cit.*, p. 23.

[4] *Ibid.*, p. 24.

[5] *Ibid.*

Conclusion

Bien que consacrés par les instruments internationaux des droits de l'homme, le droit à la santé et les autres droits liés à la santé reproductive des femmes, peinent à être réellement mis en œuvre au Maroc, en dépit des programmes, politiques et mesures adoptés par le Royaume depuis le début des années 1960.

En effet, nombreux sont aujourd'hui les défis et les enjeux auxquels fait face le système marocain de santé, y compris en ce qui concerne la santé reproductive. Ces défis qui limitent la réalisation effective des droits des femmes en la matière participent tant de l'insuffisance des ressources humaines et financières, que des inégalités de genre et des facteurs sociaux, économiques, culturels et éducatifs se présentant dans le contexte marocain.

Pour surmonter ces contraintes et enjeux, il est nécessaire d'intégrer une approche basée sur les droits humains, ce qui requiert au préalable de « repenser le cadre juridique et de disposer d'un code de la santé où les droits des femmes, en matière de santé reproductive, seraient reconnus, protégés et garantis »[1].

Cette approche des droits humains, doit se combiner avec l'approche genre qui a été depuis longtemps préconisée par l'OMS. D'ailleurs, cette organisation

---

[1] EUROMED GENDER EQUALITY, *Rapport National d'Analyse de la Situation : Droits humains des femmes et Egalité entre les sexes/ Maroc*, Promouvoir l'égalité entre les hommes et les femmes dans la région euro-méditerranéenne Analyse de la Situation : Maroc, 2009-2010, p. 20.

internationale a, toujours, recommandé d' « intégrer le genre dans la politique sanitaire des pays afin d'adapter les services à leurs besoins et représentations spécifiques »[1].

[1] Organisation mondiale de la Santé. *Les femmes et la Santé : La réalité d'aujourd'hui le programme de demain.* Genève : OMS ; 2006: 87 p.

BIBLIOGRAPHIE

1- Ouvrages

- ABOUSSAD Abdelmounaim, CHERKAOUI Mohamed et VIMARD Patrice (Eds), *Santé et vulnérabilité au Maroc*, Imprimerie et Papeterie El Watanya, Marrakech, 2010, 257 p.
- CHARRAD Mounira Maya, *States and Women's Rights: The Making of Postcolonial Tunisia, Algeria and Morocco*, University of California Press, Berkeley, 2001, 359 p.
- DI TOLLA Anna Maria & FRANCESCA Ersilia (eds.), *Emerging Actors in Post- Revolutionary North Africa. Gender Mobility and Social Activism*, STUDI MAGREBINI, Università di Napoli L'Orientale", Napoli 2017, 385 p.
- GERTLER Paul, VAN DER GAAG Jacques, *The willingness to pay for medical care. Evidence from two developing countries*, Baltimore: Johns Hopkins University Press, 1990, 139 p.
- GOURBIN Catherine (éd.), *Santé de la reproduction au Nord et au Sud*, Actes de la Chaire Quetelet 2004 Louvain-la-Neuve, Les Presses Universitaires de Louvain, 2009, 504 p.
- NAAMANE-GUESSOUS Soumia, *Grossesses de la honte : étude sur les filles-mères et leurs enfants au Maroc*, Ed. Afrique orient, Casablanca, 2011, 286 p.

2- Thèses et mémoires

- ABDEL-FATTAH Mona, *Sociocultural dimensions to improve uptake of midwifery care in Morocco : a scoping review*, Thèse soumise en 2020 pour l'obtention d'un Master en sciences, McMaster University, Ontario, 151 p.

- COMPAORÉ Rachidatou, *Mortalité néonatale intrahospitalière au CHU Mohammed VI de Marrakech*, Thèse de Doctorat en médecine présentée en 2009 à la Faculté de Médecine et de Pharmacie de l'Université Cadi Ayyad de Marrakech.

3- Chapitres d'ouvrage

- BAKASS Fatima, CHAKER Aziz, FAZOOUANE Abdesselam, « L'avortement au Maroc. Essai de mesure et recherche de déterminants », in : GOURBIN Catherine (éd.), *Santé de la reproduction au Nord et au Sud*, Actes de la Chaire Quetelet 2004, Louvain-la-Neuve, Les Presses Universitaires de Louvain, 2009, pp. 457-476.

- BORRILLO Sara, « Égalité de genre au Maroc après 2011 ? Les droits sexuels et reproductifs au centre des récentes luttes de reconnaissance », in : DI TOLLA Anna Maria & FRANCESCA Ersilia (eds.), *Emerging Actors in Post- Revolutionary North Africa. Gender Mobility and Social Activism*, STUDI MAGREBINI, Università di Napoli L'Orientale", Napoli 2017, pp. 393-418.

- BOURQUIA Rahma, « Women, Uncertainty, and Reproduction in Morocco », in: *Family, Gender, and Population in the Middle East: Policies in Context*, ed. Carla Makhlouf Obermeyer (Cairo: The American University of Cairo Press, 1995), 136-46.

- FILALI Hind, « Approches qualitatives en santé reproductive », in : *IV- santé en matière de reproduction, morbidité et mortalité*, Haut-commissariat au Plan, pp. 225-258.

- YAAKOUBD Abdel-Ilah, « La dimension sociale de la santé au Maroc ». In : ABOUSSAD Abdelmounaim, CHERKAOUI Mohamed et

VIMARD Patrice (Eds), *Santé et vulnérabilité au Maroc*, Imprimerie et Papeterie El Watanya, Marrakech, 2010, pp. 25-56.

4- Articles de revue

- ABOUCHADI Saloua, BELGHITI ALAOUI Abdelali, MESKI Fatima-Zahra, DE BROUWERE Vincent, « Implementing a maternal mortality surveillance system in Morocco – challenges and opportunities », *Tropical Medicine & International Health*, Volume 18, Issue 3, p. 357-365.
- ABOU-MALHAM Sabina, HATEM Marie & LEDUC Nicole, (2015b), Analyzing barriers and facilitators to the implementation of an action plan to strengthen the midwifery professional role: a Moroccan case study. *BMC Health Services Research*, 15 (382).
- ASSARAG Bouchra, DUJARDIN Bruno, DELAMOU Alexandre, MESKI Fatima-Zahra, DE BROUWERE Vincent. Determinants of maternal near-miss in Morocco: too late, too far, too sloppy? *PloS one*. 2015; 10 (1).
- ASSARAG Bouchra, EL OMRANI Sanae et BEZAD Rachid, « Priorities for sexual and reproductive health in Morocco as part of universal health coverage: maternal health as a national priority », *Sexual and Reproductive Health Matters*, Volume 28, Issue 2, December 2020.
- BAJOS Nathalie, TEIXEIRA Maria, ADJAMAGBO Agnès, FERRAND Michèle, GUILLAUME Agnès, ROSSIER Clémentine et l'équipe ECAF, « Tensions normatives et rapport des femmes à la contraception dans 4 pays africains », *Population*, Vol. 68 (1), 2013, pp. 17-40.

- BIRD Chloe, RIEKER Patricia, « Gender matters: an integrated model for understanding men's and women's health », *Social Science & Medicine*, 1999; 48:745-55.

- BOUKHALFA Chakib et al., « The free delivery and caesarean policy in Morocco: how much do households still pay? », *Tropical Medicine and International Health*, Volume 21, No 2, February 2016, pp. 245-252.

- BOUTAYEB Wiam, LAMLILI Mohamed, MAAMRI Abdellatif, BEN EL MOSTAFA Souad and BOUTAYEB Abdesslam. Actions on social determinants and interventions in primary health to improve mother and child health and health equity in Morocco. *International Journal for Equity in Health*. 15, 19 (2016).

- CAPELLI Irene, « Les enjeux et les déclinaisons de la notion de « santé sexuelle et reproductive» au Maroc. Réflexions à partir du cas des grossesses hors mariage », *L'Année du Maghreb* [En ligne], 17 | 2017, mis en ligne le 13 novembre 2017. URL : http://journals.openedition.org/anneemaghreb/3191.

- CAPELLI Irene, « Non-marital Pregnancies and Unmarried Women's Search for Illegal Abortion in Morocco », *Health and Human Rights Journal*, Volume 21, Number 2, December 2019, pp. 33-45.

- DENTON Margaret, PRUS Steven, WALTERS Vivienne, « Gender differences in health: a Canadian study of the psychosocial, structural and behavioural determinants of health », *Social Science & Medicine*, 2004; 58:2585-600.

- EL EMRANI Latifa, BENDRISS Abdenbi, SENHAJI Meftaha, « Santé et qualité de vie : situation pour la population de Tétouan (Maroc) », *Santé Publique*, 2013/5 (Vol. 25), pp. 639-646.

- ELKHOUDRI Noureddine, BAALI Abdellatif, AMOR Hakima, « Postnatal Care: Levels and Determinants in Morocco », *Iranian Journal of Public Health*, Vol. 46, No.2, Feb 2017, pp. 242-248.

- FLORENCE Jean, « Le statut de la femme marocaine dans la "réforme constitutionnelle globale" », *Revue marocaine d'administration locale et de développement*, 2013, pp. 161-168.

- GASSIM Zouhair, « Genre et Éducation Sexuelle Dans le Système Éducatif Marocain », *Kohl: a Journal for Body and Gender Research,* Vol. 1, No. 2 (Winter 2015), pp. 99-107.

- GASTINEAU Bénédicte, ADJAMAGBO Agnès, « Les droits individuels face aux politiques de population Regard sur trois pays africains : Bénin, Madagascar, Maroc », *Autrepart*, N°70, 2014/2, pp. 125-142.

- GAUTIER Arlette et GRENIER-TORRES Chrystelle, « Controverses autour des droits reproductifs et sexuels », *Autrepart*, N°70, 2014/2, pp. 3-21.

- GRÉUNAIS Marc-Éric, « La publicisation du débat sur l'avortement au Maroc. L'État marocain en action », *L'Année du Maghreb*, 17 | 2017, 219-234.

- LAMMEL Anna-Maria, « Fonctionnements cognitifs et connaissances culturelles », *Journal des anthropologues*, n°70, 1997, pp. 113-124.

- MAFFI Irene, DELANOË Daniel et HAJRI Selma, « La santé sexuelle et reproductive, champ d'exercice et d'affrontement des dominations de genre et de classe », *L'Année du Maghreb* [En ligne], 17 | 2017, mis en ligne le 16 novembre 2017. DOI : https://doi.org/10.4000/anneemaghreb.3147

- NOUR Nawal M., Health consequences of child marriage in Africa, *Emerging Infectious Diseases*, 2006, 12 (11):1644–1649.

- NOUR Nawal M., Child marriage: a silent health and human rights issue, *Reviews in Obstetrics & Gynecology*, 2009, 2 (1):51–56.

- RAGHUPATHY Shobana, « Education and the use of maternal health care in Thailand», *Social Science & Medicine*, Vol 43, Issue 4, Septembre 1996, pp. 459-471.

- RINKER Cortney Hughes, « Problematizing Neoliberalism and Development: Creating Citizens (and Future Citizens) through Reproduction and Childrearing in Morocco », *Hespéris-Tamuda*, LV (4), 2020, pp. 151-172.

- SABBE Alexia et al., « Determinants of child and forced marriage in Morocco: stakeholder perspectives on health, policies and human rights », *BMC International Health and Human Rights*, 2013, 13:43.

- SIRPE Gnanderman, « Les déterminants du recours aux soins de santé prénataux au Burkina Faso », *Mondes en développement*, vol. 153, no. 1, 2011, pp. 27-40.

- ZAIDOUNI Asmaa et al., « What are the needs of infertile Moroccan couples in Assisted Reproductive Technology? : Exploratory qualitative study in the first fertility public center in Morocco », *Bangladesh Journal of Medical Science*, Vol. 19, No. 04, October 2020, pp. 697-704.

- ZAOUAQ Karim, « Les femmes et l'accès aux soins de santé reproductive au Maroc », *L'Année du Maghreb* [En ligne], 17 | 2017, mis en ligne le 13 novembre 2017, consulté le 27 novembre 2021. URL: http://journals.openedition.org/anneemaghreb/3236 ; DOI : https://doi.org/10.4000/anneemaghreb.3236

- ZOUINI Mariam, EL HAMDANI Fatima Zahra, BAALI Abdellatif, CHERKAOUI Mohamed et VIMARD Patrice, « La morbidité maternelle chez les populations rurales et isolées au Maroc. L'apport d'un système d'observations conjointes pour une meilleure connaissance », 2006, pp. 1-21.

5- Articles électroniques

- GRÉGOIRE Noémie, « Lutte contre les violences faites aux femmes au Maroc : un difficile travail de sensibilisation et de transformation pour briser les tabous », *Youmanity*, publié le 15 avril 2021.

- METOU Brusil, « Des OMD aux ODD : Le nouveau programme des Nations Unies pour éradiquer la pauvreté dans le monde », *sentinelle-droit-international.fr*, soumis le 10/03/2015.

6- Articles de presse

- LAAROUSI Nabil, « Sages-femmes au Maroc, un métier indispensable mais précarisé », *L'opinion*, publié le 9 mai 2021.

- LAVIEECO, « Maroc : Les femmes représentent plus de la moitié de la population en 2020 », publié le 9 mars 2021.

- SOUKTANI Hatim, « Avortement au Maroc. Quelles dispositions pénales ? », *Doctinews*, n°81, décembre 2013 [http://www.doctinews.com/index.php/institutionnel/item/2764-avortementau-maroc].

- ZERROUR Laila, « La légalisation de l'avortement n'est pas pour demain », *Aujourd'hui le Maroc*, publié le 1 juin 2010 [https://aujourdhui.ma/societe/la-legalisation-de-lavortement-nest-pas-pour-demain-71021].

7- Communications

- AMRANI JOUTEI Anasse, Système de formation des professionnels de santé : État actuel et perspectives de la formation du personnel infirmier, Conférence Marrakech, Division de la formation, Ministère de la santé, 49 p.

8- Rapports, études et notes de politiques

- AMPF, *Étude exploratoire de l'avortement à risque*, Association Marocaine de Planification Familiale, Rabat, 2008.

- AMPF, *Synthèse de la mise en œuvre par le Maroc des recommandations de l'EPU relative à la situation des droits à la santé sexuelle et reproductive*, Rabat, juin 2016, 14 p.

- BENRADI Malika, *Dynamique sociale et évolution des statuts des femmes au Maroc, Prospective « Maroc 2030 »,* Rapport élaboré pour le compte du Haut-Commissariat au Plan, Décembre 2006, 95 p.

- CESE, *Les soins de santé de base : Vers un accès équitable et généralisé*, Rapport, Saisine n° 4 / 2013, 111 p.

- CNDH, *État de l'égalité et de la parité au Maroc : Préserver et rendre effectifs les finalités et objectifs constitutionnels*, Rapport thématique élaboré par Rabéa Naciri, 2015, 83 p.

- COMMISSION EUROPEÉNNE, *Après 2015 : Une Action mondiale pour un avenir inclusif et durable : Chapitre 1 sur les leçons de l'expérience des OMD*, Rapport européen sur le développement, 2013.

- COORDINATION NATIONALE DE l'INDH, *Opérationnalisation de la phase III de l'Initiative nationale pour le développement humain : Contribuer à l'amélioration de la santé & de la nutrition maternelle et infantile*, septembre 2019, 36 p.

- ELLSBERG Mary, HEISE Lori, *Researching Violence Against Women. A Practical Guide for Researchers and Activists,* Washington DC: World Health Organization, PATH, 2005, 257 p. ISBN: 92 4 154647 6.

- EUROMED GENDER EQUALITY, *Rapport National d'Analyse de la Situation : Droits humains des femmes et Egalité entre les sexes/ Maroc*, Promouvoir l'égalité entre les hommes et les femmes dans la région euro-méditerranéenne Analyse de la Situation : Maroc, 2009-2010, 51 p.

- GOUJON Michaël, « L'indice de développement humain : une évaluation rétrospective pour La Réunion (1985-2005) », *Document de travail de la série Études et Documents*, CERDI, CNRS-Université d'Auvergne, Janvier 2009, 13 p.

- HAUT-COMMISSARIAT AU PLAN, *Enquête Nationale sur la Prévalence de la violence à l'Egard des Femmes*, Rabat, 2011.

- HAUT-COMMISSARIAT AU PLAN, *Le Maroc entre Objectifs du Millénaire pour le Développement et Objectifs de Développement Durable. Les acquis et les défis*, Rapport national 2015, Août 2015, Rabat, 82 p.

- HAUT-COMMISSARIAT AU PLAN, *La femme marocaine en chiffres : 20 ans de progrès*, 2021, 179 p.

- HOUSNI El Arbi, « Connaissance de la contraception et préparation au rôle reproductif ». In : Ministère de la santé, *Enquête Nationale à Indicateurs Multiples et Santé des Jeunes (ENIMSJ, 2006-2007)*, Janvier 2008, Rabat, pp. 95-100.

- MINISTÈRE DE L'ÉCONOMIE ET DES FINANCES/DEPF, *Tableau de bord social*, Rabat, juillet 2016, 74 p.

- MINISTÈRE DE L'ÉCONOMIE ET DES FINANCES/DEPF, *Tableau de bord social*, Rabat, juillet 2019, 65 p.

- MINISTÈRE DE LA SANTÉ, *Enquête Nationale à Indicateurs Multiples et Santé des Jeunes (ENIMSJ, 2006-2007)*, Janvier 2008, Rabat, 176 p.

- MINISTÈRE DE LA SANTÉ/INISAN, *Etude sur l'équité en santé au Maroc*, 2012.

- MINISTÈRE DE LA SANTÉ, *Enquête Nationale sur la Population et la Santé Familiale (ENPSF) - 2018*, Rapport, 2ème édition, 2018, Rabat, 310 p.

- MOHSEN-FINAN Khadija, *L'évolution du statut de la femme dans les pays du Maghreb*, Note de l'IFRI, programme Maghreb, juin 2008, 10 p.

- MOROCCAN FAMILY PLANNING ASSOCIATION (MFPA), ASIAN-PACIFIC RESOURCE AND RESEARCH CENTRE FOR WOMEN (ARROW), *Religious Fundamentalism and Access to Safe Abortion Services in Morocco*, National Report on Building New Constituencies for Women's SRHR: Interlinkages Between Religion and SRHR, 2016, Rabat, 36 p.

- OMS, *Les femmes et la Santé : La réalité d'aujourd'hui le programme de demain.* Genève : OMS ; 2006: 87 p.

- OMS, *Global and regional estimates of incidence of unsafe abortion*, 2013.

- PNUD, *Note de lecture de la mise à jour des statistiques du RMDH 2018 - Représentation du PNUD au Maroc*, publiée le 14 septembre 2018, 12 p.

- ROUDI-FAHIMI Farzaneh, ABDUL MONEM Ahmed, ASHFORD Lori, and EL-ADAWY Maha, *Women's Need for Family Planning in Arab Countries*, UNFPA/Arab States Regional Office, July 2012, 8 p.

- UNFPA, UNIFEM, *Budgétisation Sensible au Genre et Droits des femmes en matière de Reproduction : un Guide de Ressources*, Rapport, New York, 2006, 98 p. ISBN : 1932827617.

- UNFPA, *The state of the world's midwifery 2014 a universal pathway. a woman's right to health*, 2014, 228 p.

- UNFPA, *Droits et accès universel à la santé sexuelle et reproductive*, Rabat, septembre 2015.

- UNICEF, *State of the world's Children*, New York, 2011, 138 p. ISBN: 978-92-806-4555-2.

- UNICEF, *La situation des enfants dans le monde 2016*, Juin 2016, 184 p. ISBN : 978-92-806-4839-3.

- WORLD HEALTH ORGANIZATION, *Trends in maternal mortality: 1990-2015: estimates from WHO, UNICEF, UNFPA, World Bank Group and the United Nations Population Division*, Genève, 2015, 77 p. ISBN 978 92 4 156514 1.

9- Allocutions et discours

- ONU FEMMES, *Allocution de Madame Leila Rhiwi, représentante de l'ONU Femmes, Bureau multi-*

pays pour Maroc. Lancement et adoption des recommandations de l'OMS sur les soins auto-administrés pour la santé sexuelle et reproductive au Maroc, 16 septembre 2019, CNONM.

10- Textes juridiques

Textes juridiques internationaux

- Déclaration Universelle des Droits de l'Homme du 16 Décembre 1948.
- Pacte International relatif aux droits civils et politiques du 16 Décembre 1966.
- Pacte international relatif aux droits économiques, sociaux et culturels du 16 Décembre 1966.
- Déclaration d'Alma Ata de l'OMS sur les soins de santé primaires de 1978.
- Convention sur l'élimination de toutes les formes de discrimination à l'égard des femmes de 1979.
- Charte Africaine des Droits de l'Homme et des Peuples, adoptée le 27 juin 1981.
- Recommandation générale n°24 de 1999 du comité CEDEF sur "les femmes et la santé".

Textes juridiques nationaux

- Code pénal marocain du 17 juin 1963.
- Nouvelle moudawana ou Code du statut personnel, promulguée le 10 octobre 2004.
- Dahir n° 1-07-80 du 3 rabii I 1428 (23 mars 2007) portant promulgation de la loi n° 62-06 modifiant et complétant le dahir n° 1-58-250 du 21 safar 1378 (6 septembre 1958) portant code de la nationalité marocaine.
- Constitution marocaine de 2011.
- Loi 34-09 relative au système de santé et l'offre de soins (B.O. N 5962 du 21-07-2011).

- Loi n° 103-13 du 22 février 2018 relative à la lutte contre les violences faites aux femmes.

11- Autres Textes

- Programme d'action du Caire de 1994.
- Objectifs du millénaire pour le développement (OMD), adoptés en 2000.
- Objectifs de développement durable (ODD), adoptés en 2015.

Structures éditoriales du groupe L'Harmattan

L'Harmattan Italie
Via degli Artisti, 15
10124 Torino
harmattan.italia@gmail.com

L'Harmattan Hongrie
Kossuth l. u. 14-16.
1053 Budapest
harmattan@harmattan.hu

L'Harmattan Sénégal
10 VDN en face Mermoz
BP 45034 Dakar-Fann
senharmattan@gmail.com

L'Harmattan Cameroun
TSINGA/FECAFOOT
BP 11486 Yaoundé
inkoukam@gmail.com

L'Harmattan Burkina Faso
Achille Somé – tengnule@hotmail.fr

L'Harmattan Guinée
Almamya, rue KA 028 OKB Agency
BP 3470 Conakry
harmattanguinee@yahoo.fr

L'Harmattan RDC
185, avenue Nyangwe
Commune de Lingwala – Kinshasa
matangilamusadila@yahoo.fr

L'Harmattan Congo
219, avenue Nelson Mandela
BP 2874 Brazzaville
harmattan.congo@yahoo.fr

L'Harmattan Mali
ACI 2000 - Immeuble Mgr Jean Marie Cisse
Bureau 10
BP 145 Bamako-Mali
mali@harmattan.fr

L'Harmattan Togo
Djidjole – Lomé
Maison Amela
face EPP BATOME
ddamela@aol.com

L'Harmattan Côte d'Ivoire
Résidence Karl – Cité des Arts
Abidjan-Cocody
03 BP 1588 Abidjan
espace_harmattan.ci@hotmail.fr

Nos librairies en France

Librairie internationale
16, rue des Écoles
75005 Paris
librairie.internationale@harmattan.fr
01 40 46 79 11
www.librairieharmattan.com

Librairie des savoirs
21, rue des Écoles
75005 Paris
librairie.sh@harmattan.fr
01 46 34 13 71
www.librairieharmattansh.com

Librairie Le Lucernaire
53, rue Notre-Dame-des-Champs
75006 Paris
librairie@lucernaire.fr
01 42 22 67 13

www.ingramcontent.com/pod-product-compliance
Lightning Source LLC
LaVergne TN
LVHW051404061026
849535LV00009B/3355

* 9 7 8 2 1 4 0 4 9 9 6 7 8 *